メンタルヘルスにおける

地域生活支援の手引き

医療機関から手を伸ばしたつながり方

「医療法人社団ほっとステーション　大通公園メンタルクリニック」
長谷川直実　編著

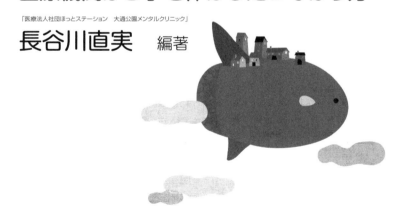

Ψ 金剛出版

目　次

Ⅰ　多職種協働とは？ ……………………………………………………………… 5
　　1　多職種協働の力を発揮させるために …………………………………… 7
　　2　ほっとステーション概要 ………………………………………………… 11

Ⅱ　外部との連携 …………………………………………………………………… 17
　　1　医療機関同士や産業保健とのつながり ………………………………… 19
　　2　就労支援におけるつながり ……………………………………………… 25
　　3　「寅さん方式」について ………………………………………………… 45
　　4　司法関連機関とのつながり ……………………………………………… 53
　　5　その他の社会資源 ………………………………………………………… 73

Ⅲ　ケア会議 ………………………………………………………………………… 81
　　1　ケア会議とは？ …………………………………………………………… 83
　　2　依存症・触法事例でのケア会議
　　　　ホワイトボード・クライシスプランの活用 …………………………… 93
　　3　就労支援事例でのケア会議
　　　　ケア会議によるより良い支援の可能性 ………………………………… 101

Ⅳ　事　　例 ………………………………………………………………………… 107
　　1　ケア会議 …………………………………………………………………… 109
　　2　リワーク …………………………………………………………………… 113
　　3　覚せい剤乱用者へのアプローチ ………………………………………… 119

V　院内連携 …………………………………………………………… 127

 1　院内連携の工夫 …………………………………………………… 129

 2　リワークオフィス　ある日のスタッフの動き
  臨床心理士その1 …………………………………………………… 141

 3　ほっとステーション　ある日のスタッフの動き
  臨床心理士その2 …………………………………………………… 151

 4　ほっとステーション　ある日のスタッフの動
  看護師 ………………………………………………………………… 155

 5　ほっとステーション　ある日のスタッフの動き
  精神保健福祉士 ……………………………………………………… 161

 6　リワークオフィス　ある日のスタッフの動き
  精神保健福祉士 ……………………………………………………… 169

 7　リワークオフィス　ある日のスタッフの動き
  看護師 ………………………………………………………………… 177

 8　ピアサポーター …………………………………………………… 183

  おわりに ……………………………………………………………… 189

Ⅰ

多職種協働とは？

1

多職種協働の力を発揮させるために

　ほっとステーションは多職種協働で活動する多機能型精神科診療所である。地域との連携に重要なケアマネージメント（個別支援）については，一般診療所の6.8％に対して，多機能型診療所では44％と，個別支援との連携を重視した取り組みがなされており，地域のケア会議についても，一般の診療所の14.0％に対し，多機能型診療所ではほぼ半数の48.9％で開催されているという報告がある（公益社団法人 日本精神神経科診療所協会，2013）。

1．セクショナリズムに陥らないために

　このように，多職種協働の地域支援では，院内外での連携が日常的に求められる。
　しかし，それぞれ得意分野も考え方も経験値も異なる人たちの協働というのは，それなりの難しさもついてくるのが当然である。一人のカリスマ的なリーダーが率いる集団，1つの思想を掲げて活動する集団は，統率もされやすいが排除もされやすく，柔軟性を持って支援にあたりにくい。
　しかし，個人の自由が尊重されるあまりに志が低くなってしまい，最低限の仕事しかできていないというのも論外である。私たちはどのようにすれば，多職種協働に成功して院内外での連携を有機的に進めることができるだろうか。
　集団がある程度大きくなると，人は派閥をつくろうとする傾向がある。誰もが学校で，アルバイト先で，サークル，町内会等で経験しているだろう。一定の人々が活動するのに必ずと言っていいほど起こりうる現象である。これは生きていく

7

うえで，子孫を残すために群れと縄張りを作るという動物としての本能からきているので仕方がない。

しかし困ったことに，これは時に本来の集団の目的の大きな阻害要因になる。自分たちの小集団，セクト，"なわばり"を守り狭い仲間意識を強固にすることに共同体の目的がすり替わってしまうのである。われわれの仕事でいえば，医療機関で治療を受けている人たちのリカバリーや地域定着といった目的は後ろに追いやられる。しかも，そのことに多くの人が気づかずにいるのである。

本来は，自分たちの働きは他のグループと比較されて評価されることでしか，その価値を見出せないわけではないはずだ。うまくチームが機能して誰かのリカバリーに寄与することができ，それをチームで喜ぶことがモチベーションになれば，それでよいのである。

有害なセクショナリズムが入り込まないように，ほっとステーションでは，開設まもない頃から勤務シフトについてこだわっていることがある。それぞれの専門職でなければならない業務，その分野の核となるスタッフは決めているが，部署を固定せず，多くのスタッフがデイケアプログラム，アウトリーチなどに関わることである。一人のスタッフが午前中はデイケアのアンガーマネージメントのプログラムを担当し，午後には訪問に出る。またほかのスタッフは，午後から出勤し，ケア会議をコーディネートし，夕方からはグループホームのプログラムを担当する……といった動きになる（表１）。配属を固定させないことでセクト主義が生まれることを防ぎ，スタッフの視野を広げる。

地域支援に関わるスタッフには，広い視野を持ち，自分の地域に詳しくならなければならない。ケア会議，行事，アウトリーチ，就労支援などで自院を出て活動することがどのスタッフにも必要だ。

「デイケアが自己完結的ならば閉じこもりになってしまう危険性がある。就労やリワーク，学習支援などデイケア外の関係機関との結びつきを意識した取り組みがなされていることが，デイケアに閉じこもらずに視野を広げられる極めて有効な手段であり，メンバーのみならずスタッフの視野も広がる」と原は述べている（原，2016）。

職種の中で特にソーシャルワーカーは，フットワークが軽く，地域に詳しくならなければならない。

表1　一部の多職種スタッフの勤務シフト表（例）

	午前	午後	ナイトケア
Ns よしこ	総合（全体を目配りする係）	訪問看護	
Ns ゆきこ		デイケアプログラム（一緒にダイエット）	アディクションミーティング
Ns ちよ	外来カウンター	ケア会議	
PSW とおる	デイケアプログラム（怒りとどうつきあうか）	訪問看護	
PSW ひより	グループホーム	就労支援面談	
CP しゅうへい		デイケアプログラム（SST）	カウンセリング
CP あやの	デイケアプログラム（うつのち晴れ）	カウンセリング	

　また，事務職と専門職の部屋に壁は作らず，1つの部屋に皆が集まり，職種間の風通しをよくすることを心掛け，日常的に情報交換と打ち合わせができるようにしている。「多職種が一堂に会して仕事をしているような場所では，構造化したカンファレンスが行われなくても，行き詰まりを打開する機会になるような援助者間の相談が，日常自然に行われる」と弘田も述べている（弘田，2006）。

2．リーダー的役割の人の重要性

　リーダーの役割ももちろん重要である。あらゆる取り組みにリーダー的役割の人がいる。全国にまたがる大きな組織のリーダーから同じ専門性を持つ研究会などのリーダー，同じ地域の有志の集まりのリーダー，そして1つの医療機関，福祉施設などのリーダーがいる。

　1つの医療機関にリーダーは一人ではない。1つの医療機関の中には各職種のグループがあり，デイケアプログラムなどプロジェクト別にもグループがいくつもある。それぞれにリーダーになる人がいる。毎日の業務について，その日のリーダーもいる。皆が何かのリーダーになり得るのである。

　それがすべてではないにしても，リーダーの姿勢は少なからずそのグループに

Ⅰ　多職種協働とは？

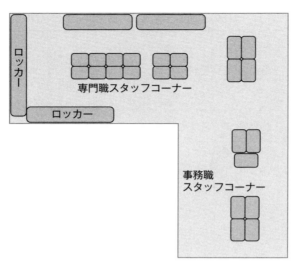

図1　ほっとステーション　スタッフルーム

影響を与える。リーダーが自分の所属する組織を守ろうとするあまり，その他の人たちに対し対抗意識，敵対心を表出していれば，外とつながろうとする意識は低くなる。それどころか，内部もしくは小グループ間でもいがみあうようなことが起きてくる。

　その集団が大きくなればなるほど，リーダーは，他者の感情，人間関係をコントロールしようとする試みを手放す勇気を持つべきである。他者をコントロールしようとする願望を手放すことで，その集団を構成する各人が力を出しやすくなり，困難な事例に対する支援でも，モチベーションを維持することができる。

文　　献

原敬造（2016）デイケアについて教えてください．（日本デイケア学会編）新精神科デイケアQ＆A．中央法規出版．
弘田洋二（2006）ケースカンファレンス．（藤本修編）現場に活かす精神科チーム連携の実際．創元社．
公益社団法人 日本精神神経科診療所協会（2013）多機能型精神科診療所は包括的地域ケアの核になる．厚生労働省平成25年度障害者総合福祉推進事業―精神科診療所における地域生活支援の実態に関する全国調査．

2

ほっとステーション概要

1. 施設概要

　当院の前身である医療法人社団デイケアクリニックほっとステーションは、1998年に精神科デイケアを併設した精神科診療所として、現在と同じビル内に開業して20年目が経過した。

　2015年4月に、同じビル内にあり以前より連携機関であった医療法人社団緑の茶会大通公園メンタルクリニック（1997年に精神科診療所開業、2007年に復職支援デイケア開始）と法人統合し、医療法人社団デイケアクリニックほっとステーション（一般精神科デイケア併設）が合併して「医療法人社団ほっとステーション 大通公園メンタルクリニック」となった。

　開院当初は地域に就労系の事業所が少なく、働きたいと希望するメンバーに就労の場を提供するために、有限会社や就労事業所（当時は小規模作業所）などを立ち上げてきた。現在は別法人となっているが、就労継続支援A型事業所、B型事業所などがありメンバーたちの就労先として連携している（図1）。

　外来診療は、統合失調症、うつ、神経症、発達障害、嗜癖などの幅広い疾病に対応しており、薬物療法、森田療法的アプローチ、認知行動療法、条件反射制御法、心理教育などの治療を提供している。

　アウトリーチは、重症の患者さんに対しての往診や訪問看護であり、訪問看護では退院後の支援、生活環境の整備や他科受診同行など、患者さんが地域で安定して長く生活するための支援を心がけている。生活の場を訪れて得られる情報は、

Ⅰ 多職種協働とは？

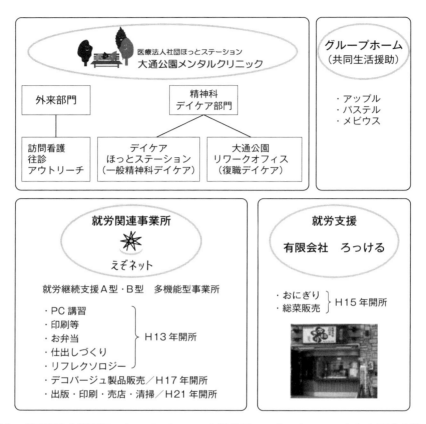

図1 「医療法人社団ほっとステーション 大通公園メンタルクリニック」と関連事業所

その人を多面的に捉えることができ，支援の方向性が広がることにもつながる。さらに服薬指導，外出同行，ひきこもり防止などの支援も実施し，夜間休日の時間外電話転送や電話相談，外来受診時の多職種による生活相談支援も行っている。

　また，当院はグループホーム3カ所を運営しており，グループホームの休日巡回や必要に応じて自室訪問も行っている。買い物同行支援でも生活している街の店員さんとのやりとりの姿など，ナチュラルサポートを確認することができ，その人の良いところを見つけられるいい機会になっている。病状で対応が必要なときは，医師や看護師，多職種で連携し対応している。

そのほか，就労支援事業所の併設はないが，開院当初より就労支援にも力を入れている。精神保健福祉士が精神障害者雇用トータルサポーターとしてハローワークで相談業務も行っている。

ケースによっては，医療だけを行うような支援は現実的ではないこともある。必要な支援は多職種で協働し，地域の中に活動を広げていくためケア会議（Ⅲ　ケア会議参照）やさまざまな取り組みを実践している多機能型精神科診療所である（図2）。

当院には，2つのタイプの異なったデイケアがある。デイケアほっとステーション（一般精神科デイケア）と大通公園リワークオフィス（復職デイケア）である。それぞれのデイケアは，外部医療機関に通院しながらデイケアへ通所することができ，外部主治医の割合は約半数を占めている。そのため，外部主治医との連携は必要不可欠であり，オリエンテーションや体験時，通所時，状況にあわせて対応している。

2．デイケアほっとステーション（一般精神科デイケア）の概要

ほっとステーション（一般精神科デイケア）は，デイケア・ナイトケアを大規模2単位で行っている。一日の平均通所者数は100名前後で，日中の活動の場やプログラムを通してリハビリテーションの場として利用する人が多い。依存症・触法事例の治療にも積極的に取り組み，それぞれの回復に向けた多種多様な支援を行っている。

利用者の疾患は，統合失調症約30％，気分障害約25％，物質使用障害と発達障害が約15％前後，その他に神経症・ストレス関連障害などがあり，幅広く受け入れている。

プログラムも現在約50種類ほどあり，運動系，芸術系，学習系，疾患別系などに分類され，多彩である。デイケアの通所目的や抱える課題に合わせ，参加するプログラムを選択することができる。デイケア導入時から個別にスタッフと面談し，それぞれの目標に合わせながらプログラムに参加しやすいよう対応している。

プログラムについても，地域や街中を公共機関で移動し，イベントの観覧を行っ

Ⅰ 多職種協働とは？

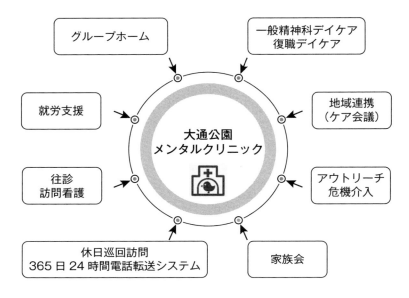

図2　大通公園メンタルクリニックの取り組み

たり商店街を歩いたりすることで，四季折々の変化を感じることができるようになっている。運動系のプログラムでは，地域の体育館でのフットサルやバレー，公園や河川敷でのソフトボール等を行っている。

　治療系のプログラムでは，統合失調症，発達障害，うつ病，依存症の人のための教育系のプログラムや怒りとどう付き合うか（アンガーマネジメント）なども用意している。アディクションについてのプログラムは，回復している仲間がピアサポーターとして共に参加している。最近では，嗜癖行動への対処方法を考えるプログラムが増えつつある。

　これらのプログラムは，スタッフが行うものもあるが，外部講師が担当してその際にはスタッフも一緒にプログラムに参加しながら講師のプログラム進行をサポートしている。また，以前は住居に関わる不動産会社の社員の方に協力を得たこともある。そのように，地域のさまざまな人たちがデイケアのプログラムに携わることにより，いろいろな経験ができるようになっている。

　デイケアほっとステーション（一般精神科デイケア）は，医療観察法通院指定

医療機関であり，矯正施設や地域生活定着センター，保護観察所との連携，薬物，アルコール回復施設との連携を行い，開院時から物質使用障害などの依存症や触法ケースを受け入れている。依存症や触法ケースについては，アディクションミーテングや学習会，麻薬取締官との面談や犯罪防止のためのクローズドプログラムなどを行っている。2005年からは，北海道で更生と再犯防止を考える会や更生を願う家族の会を開催している。

　また，問題や危機介入の必要なときには，医師をはじめとしたスタッフでケースカンファレンスを行い，今後の方針や緊急時の対応などを協議し日々対応している。

　デイケアに通所するメンバーの中には就労を目標とする方が約半数で，その中にはこれから就労を目指したい方や就労の継続，ステップアップを目標とする方が多いが，就労にもさまざまなニーズがあるので，きめ細やかな対応が求められている。

　このようにデイケアほっとステーションは，地域生活を続けるための医療的支援だけでなく，生活定着支援を多職種や他機関と連携して進めている。

3．大通公園リワークオフィス（復職デイケア）の概要

　大通公園リワークオフィスは，うつ病を主とする休職者および離職者を対象に再休職・離職予防を目的とした精神科デイケアである。利用者の疾患は気分障害が8割を占めているが，集団適応能力があれば疾患を特定しない受け入れを行っている。

　特徴は札幌の中心地のオフィスビル内に擬似的職場空間を模した部屋を設け，服装も原則スーツ着用，もしくはそれに準じたカジュアルすぎないものとし，職場を意識した環境を提供している。

　自宅療養から職場復帰に向けて，病状や目的に合わせた段階的なクラス制を導入しており，全クラスが森田療法的心理教育をベースとした学習プログラムを中心に，体力・生活リズムづくり，再発防止のためのスキル・知識の習得を目指している。

Ⅰ　多職種協働とは？

　本格的な復職支援クラスとしてはリワークⅠ（基礎クラスで3カ月間1クール，復職にむけての基礎的な身心づくりを目的とする），リワークⅡ（復職直前コースでより職場に近い環境の中で，職場への最終準備を行う），リワークⅢ（復職直前コースで心身からのアプローチを重視している）がある。それぞれ10人から20人のクラス構成となっており，毎日朝から夕方までのプログラムとなっている。
　その他，リワークS（従来型とリワーク型の中間の役割を担い，主に就労経験が少ない若者を中心とした小クラス），リワーク・フォーラム（カフェ・自習室・プログラムを柔軟に利用しながら，生活リズムを整え本格的な復職支援クラスへの移行を目的とするクラス），また体力をつけながらエネルギーを充填するためのフィットネスを行える場も設けるなど，復職に向けて心身両面からの症状やストレスへの対処法を重視し，病気を発症する以前とは異なる新しい価値観やライフスタイルの獲得を目標としている。
　リワークスタッフは担当クラスやプログラムの運営と同時に，適宜職場やハローワーク，主治医，家族などとも連携を図り，職場復帰を総合的にサポートするコーディネーターを担っているのである。

Ⅱ

外部との連携

1

医療機関同士や産業保健とのつながり

1．はじめに

　近年，医療の進歩とともに専門分野が細分化されており，精神科領域も例外ではない。各医療機関がそれぞれ得意とする専門分野を生かし，患者によりよい医療を提供するためには，それぞれの医療機関同士や地域との連携が重要となる。

　近年，うつ病の増加が社会問題となっているが，その対策の一環として，精神医療機関の中にリワークという名の復職支援のセクションが登場して既におよそ10年余りになる。

　われわれも，外来患者の切実なニーズにこたえるべくリワークを設立したが，ここでは，リワークと他の医療機関や職場との連携について述べてみたい。

2．大通公園リワークオフィスの現状

　当院のリワーク施設である大通公園リワークオフィスは，大通公園メンタルクリニックを母体として2007年に10人程度の小さな規模からスタートした。現在一日の利用者はおよそ70名である。標準的な3カ月コースを中心に，ストレス耐性を高め，就労に持ちこたえるだけの体力を身につけるための復職直前コース，通常のプログラムでは負荷が重すぎると感じる利用者のための負荷の少ないクラスなど，複数のクラスで構成されている。

　利用者の診断は，「うつ病」が最多で，およそ8割を占めるが，不安障害，発

達障害，統合失調症，双極性障害のケースもある。

　当院が主治医の利用者はおよそ半数で，残りは外部医療機関からの紹介患者である。

3．他施設との連携の工夫

1）さまざまな依頼に対応するための工夫

　他の医療機関からの依頼で利用を開始するケースが約半数を占め，診療所だけではなく，一般デイケアを持つ精神科病院からの依頼もある。リワークへの紹介は，原則として復職や再就職などが目的であるため，ある程度病状が安定しているケースが多いが，実際の病態はさまざまである。

　うつ病に限らず，統合失調症や双極性障害などの精神疾患でも，復職が視野に入るまでに回復し，リワークの利用を希望するケースがある。そのため，われわれのリワークでは，集団の中で治療を受けることが適切であると主治医が判断すれば，診断名にかかわらず患者を受け入れている。一方で，これらの疾患で病状が十分安定していない場合は，リワークでの比較的密な対人関係や課題が刺激となって病状が悪化することも予想される。例えば，軽躁状態などで他者に攻撃的となることにより他の利用者の治療の妨げにならないような配慮が必要である。また，発達障害を背景としたうつ状態などでは，ある程度治療によって精神病状は改善しても，集団でのプログラムにはなじみにくいといったケースも存在する。

　そこで大通公園リワークオフィスでは，比較的凝集性が低く心身の負荷の少ない，カフェスペース（自習室）を備えたクラスを作り，さまざまな病態に対応ができるようにしている。対人ストレスが病状悪化につながると危惧されるようなケースや，他者への影響が懸念されるケースなどが対象である。本人の負担感や集団の中での行動様式，主治医からみた病状変化の有無などの情報を集め，徐々に標準的な復職準備クラスへの移行を検討していく。このような方法をとることで，リワーク全体として，さまざまな医療機関や利用者の要望に答えられるような運営を心がけている。

　さらに，同じ法人が運営する一般精神科デイケア「ほっとステーション」がある。「ほっとステーション」では，統合失調症や物質依存，パーソナリティ障害

などの利用者も多く，アルコール・薬物依存やギャンブル依存の治療プログラム，アンガーマネジメントのプログラムなどを備えている。

　リワークの利用を継続しているうちに，それまで治療者側も気がつかなかった，アルコール乱用やギャンブル依存などの問題が明らかとなり，それらが病状に悪影響を与え，回復の阻害要因となっているケースが少なからずある。その場合，リワーク利用を継続しながら，「ほっとステーション」のアディクションに特化した治療プログラムの併用を検討する。これらの，表面上の精神症状の背後に潜む問題にも焦点を当てて治療的関わりを行うことで，生活状況が安定して職場復帰へとつながる例も多い。このような院内の二つのデイケアの連携が，地域の中で大通公園リワークオフィスの役割を根付かせるための大きな支えとなっている。

2）導入面接をきっかけとした主治医との連携

　リワーク開始に当たっては，主治医からの情報提供書を元に当院のリワーク担当医師が導入面接を行う。

　リワークを利用しようとするきっかけは，主治医からの勧め以外にも，産業医や職場の保健スタッフから勧められた場合や，ホームページなどを見て自ら希望した場合など，さまざまなケースがある。普段治療を受けている主治医から勧められてリワークを利用する場合は，すでに主治医との間でリワークの利用の意義や目的について話し合われていることが多い。その場合リワークの利用目的について確認すると，本人自身から「生活のリズムと体力を回復させたい」「対人関係のストレスに対処できるようになりたい」などと，比較的具体的な回答が得られる場合がほとんどである。しかしときには，「主治医（あるいは産業医）からリワークに行けと言われたので……」と，しぶしぶ来た様子が見られ，本人のモチベーションが乏しいこともある。そういった場合でも，本人とよく話し合い，今後の目標を設定し，本人に合った目的意識を持ってもらうようにしている。そして，その内容を主治医にも伝える。

　リワークの利用を希望して訪れたが，導入面接で話を聞いてみると，内心では退職も考えていて，職場復帰すべきかどうか気持ちの整理がつかずにいるケースにもしばしば遭遇する。リワークの目標は原則として復職や再就職であるが，ときには本人がその後の人生をできるだけ心豊かに過ごすため，本人の気持ちや考

えを整理できるように支援する役割を担う柔軟性も必要である。本人に対して，病状の改善に向けて協力することを伝え，長期的目標は保留にし，とりあえず短期的な目標（定期的に通い生活のリズムと心身の状態を整えるなど）を設定することもある。このような場合は，医療者側の価値観を押しつけないように心がけ，一緒に考えていく姿勢で関わることが大切であろう。

3）主治医とリワークの連携

　軽躁状態の患者などで，診察室での医師による短時間の診察場面では特に問題がないように見えても，リワークの集団の中で初めて，他のユーザーに対する過剰な干渉や易怒的傾向などが浮き彫りになるケースがある。

　また，出席状況やプログラム参加中の集中力が安定せず，その原因を探るうちにアルコール依存やギャンブル依存などが明らかとなるケースもある。

　現在，一般精神科の診療施設はどこも多忙を極め，患者一人一人の診察に必ずしも十分な時間を割くことができない現実があり，主治医も症状の背景に隠れている問題をなかなか察知できなかったり，治療的に介入するべき状態であるか否かの判断に迷うこともある。

　リワークのスタッフが本人の同意のうえ，リワークでの様子を主治医に報告したり，必要な時は主治医に同行して，主治医と密な連携を図ることで，病状変化に応じた早期の薬剤調整やそれぞれの病態に応じた治療プログラムを併用するなどの対応が可能となる。

4）産業医や事業場内産業保健スタッフとの連携

　厚生労働省による「心の健康問題により休職した労働者の職場復帰支援の手引き」では，産業医等が主治医からの意見収集を行い，それを元に労働者の状態等の評価をして職場復帰の可否を判断し，職場復帰支援プランの作成をするように求められている。しかし一方で，主治医による職場復帰の判断は，日常生活における病状の回復程度によって職場復帰の可能性を判断していることが多く，必ずしも職場で求められる職務遂行能力まで回復しているとの判断とは限らない（厚生労働省 中央労働災害防止協会，2010）。

　職場復帰の可否を判断し，その後の支援まで考えなければならない職場の産業

医としては，単に病状だけではなく，生活状況，睡眠覚醒リズム，眠気，注意力，集中力，業務遂行に必要な作業のリハビリ実施状況と，作業による疲労の回復具合などを細かく情報収集しなくてはならならないが，一般身体科を専門としてきた産業医にとってこれらはかなりの負担となる（平，2012）。リワークではスタッフが本人や主治医の了承を得た上で，産業保健スタッフや人事労務管理スタッフにリワークでの状況や本人の変化を伝え，場合によっては上司と直接会って復職後の課題についても話し合う。こうした連携は，復職を円滑に進める上で大きな役割を果たすと思われる。

5）「企業とリワークをつなぐ会」による地域との連携

この会は，北海道内の企業と複数のリワーク施設が中心となり，運営している研究会である。メンタルヘルスに関する研修や，企業や医療機関を中心とした交流の場の提供を目的として運営している。

参加者は各施設のリワークスタッフや，企業の産業保健スタッフと人事労務担当者などである。テーマとして，うつ病治療に関する最近の話題やそれぞれの施設の取り組みなどを取り上げている。この研究会を通して，各施設のさまざまな職種のスタッフと意見を交わし，お互いが顔の見える関係を築くことができる。また，企業側スタッフの本音や苦労などを知ることができる。

それぞれの立場のスタッフが，お互いの考え方を知り，安心して協力できる人間関係を築くことは，お互いに連携をしていくうえで大きな力となっている。

4．まとめ

「リワーク」という精神医療全体から見れば限られた一分野であっても，しっかりと地域の中での役割を果たすためには，さまざまな病態に対応する力が求められる。そのためには自らの施設でできることとできないことを認識し，ときには自施設だけで抱え込まずに他施設とも連携しながら復職支援を進めることが必要だろう。大通公園リワークオフィスでは，一般精神科デイケア「ほっとステーション」との院内連携が大きな支えとなっている。

さまざまな病態に対応できる体制を築き，そのうえで，職場の産業保健スタッ

Ⅱ　外部との連携

フなどとお互いの考え方を相互に理解し合い，連携先との「顔の見える関係」を構築していくことも，地域での連携をスムーズにするために有効な方法である，と考えている．

文　　献

厚生労働省 中央労働災害防止協会（2010）改訂　心の健康問題により休職した労働者の職場復帰支援の手引き（http://www.mhlw.go.jp/new-info/kobetu/roudou/gyousei/anzen/101004-1.html）

平陽一（2012）産業医からみたリワークプログラムの活用方法．臨床精神医学, 41(11)；1593-1599.

2

就労支援におけるつながり

1. はじめに

　人はなぜ働くのだろうか。報酬を得て生活をすること，人とのつながりを持つこと，社会的な役割を持つことなど，「働く」ということは，「自分らしい暮らし」をしていくために必要な手段であり，人によってさまざまな目的や意味を持つ。これは，「障害者」にも同じことがいえる。

　障害者の雇用施策については，1960年に身体障害者雇用促進法が施行され，1987年には，知的障害が算定対象となり，「障害者の雇用の促進等に関する法律（障害者雇用促進法）」に改正されていった。しかし，精神障害者はこれまで「障害者」としてではなく「患者」として位置づけられ，医療中心の施策となり福祉や雇用・就業支援の対象者としては位置づけられてこなかった（倉知，2014）。これらの要因が，差別や偏見，社会的な信用の喪失，長期入院など，結果的に精神障害者の地域移行を遅らせ，またそれが長期化すればするほど「働いていない生活」から「働いている生活」に生活習慣を変えていくのを難しくさせることとなる（香田，2009）。

　2005年にようやく精神障害者が障害者雇用の対象となり，2018年には障害者雇用率に算定義務化される。2006年には，障害者総合支援法により身体障害，知的障害同様に福祉サービスを受ける権利を得た。

　近年では，精神障害者の就職率が，はじめて他の障害を抜いて上位となり着実に精神障害者が企業に進出を果たし，より一層「働く」ことが身近になっている。

Ⅱ　外部との連携

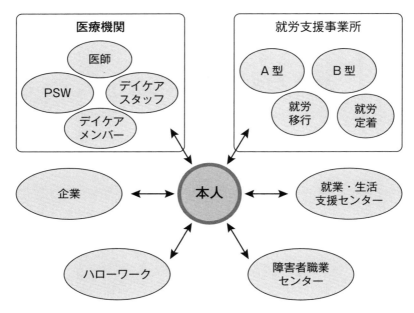

図1　パーソンセンタードサポート　本人を中心とした就労支援

しかし，同じ割合で離職率も高く職場定着が大きな課題となっている。
　精神障害の方が「働く」こと「働き続ける」ことは，職務能力だけではなく，生活習慣や疾病管理など，さまざまな要素が必要である。精神科医療機関は，就労支援にどのように関わっていくべきか，また，地域の関係機関とどのように連携をしていくかについて考えてみたい（図1）。

2．医療機関は就労支援にどう関わっていくべきか

　精神科医療機関で働くスタッフであれば，一度は本人から「働きたい」と相談を受けたことがないだろうか。精神障害を抱えた人の多くは，医療機関に通院しながら，服薬などを通じて病状の安定を図っている。そして，病状が安定していくことで，暮らしも変化し，何か動き出そうとするときに，長く病状の経過を見てきた医療機関に相談することが多い。

「働く」ということは，暮らしに大きな変化をもたらす。それは，いい方向に動くこともあれば，意図しなかった方向に動く可能性もあるだろう。どのような状況も想定したうえで，医療機関には疾病や病状だけを扱うのではなく，暮らしが崩れそうになったときのサインや崩れてしまったときの対処，リスクやクライシスの予測や計画，対人・社会的スキルの獲得などの治療的・心理社会的アプローチが求められる。さらに，就労支援においては，職業準備性の向上や，企業や社会への障害に対する理解の普及なども含めて，多くの課題を見据えなければならない。しかし，これらに取り組むには，精神科医師に加えて，多職種スタッフの人員配置や，ある程度の治療的構造が必要であり，すべての精神科医療機関が取り組めるわけではない。

　特に，精神科診療所は，医師や少数のスタッフで成り立っており，多くは薬物療法が中心で他の治療を併用しているところは少ない。一方で，コメディカルスタッフを配置し，精神科デイケアやカウンセリング，グループホームや自立支援事業所などを実践する多機能型診療所では，多職種で多機関との連携の中で地域ケアを担い，関わりやすさと豊富な選択肢を提供し，多様なニーズに対応することができる（長谷川，2013）。

　医療の中でも，特に精神科医師が就労支援に参画する側面は大きい。地域生活に病状が起因するとなれば，診療する精神科医師の役割は就労支援において非常に重要である。

　精神科医師は，本人だけではなく，対象者に地域で関わる支援者にとっても重要な存在である。対人援助に関わる支援者は，ふだんから「これで良いのだろうか」と迷いながら関わっていることも多い。その「迷い」は，時に，経験や専門性の歯車を狂わせ，それが対象者との関わりに影響することもあるだろう。そうした時，精神科医師の言葉や見立てがあることで，支援における一つの「指針」となり，支援者自身も，迷いがない本来の能力を発揮した関わりができると考える。

　医療スタッフの中でも，就労支援の中心として関わるのが，ソーシャルワーカーだろう。ソーシャルワーカーは，地域にある制度やサービス，人や機関と彼らをつなぎ，彼らが自分らしく暮らしていけるように関わっていく専門職である。まず，ソーシャルワーカーには，地域を知ること，さらには医療機関内に留まらずに，積極的に地域に足を運ぶことが求められる。

Ⅱ　外部との連携

　福祉機関や行政，他機関の多くは，医療機関との連携を強く望んでいる。医療からなんらかの発信があれば，敷居も低く，歩み寄りやすくなるだろう。発信はファックスでもメールでもなんでもいい。関係機関も受診同行や文書での報告，パンフレットを送るなど，積極的に発信していくのがいいと考える。

　医療は，暮らしの一部を補完しているにすぎない。地域で自分らしく暮らしていくには，医療機関や福祉などの専門領域のつながりだけではなく，地域のさまざまな人とつながりを持つことが大切である。地域で多機関がつながりを持つことは，彼らの暮らしに大きなインセンティブになるだろう。

3．医療機関における実践
――ほっとステーションでの取り組みを中心に――

　ほっとステーションは，外来診療に加えて，一般精神科デイケア"デイケアほっとステーション"と復職支援を目的とした"大通公園リワークオフィス"の2つのデイケアを持ち，訪問看護，生活支援，就労支援，アウトリーチ，心理カウンセリング，グループホームなどを多職種チームで運営している。

　ほっとステーションは，街の中心部にあるオフィスビルの一角にある。窪田は，街中の医療デイケアについて「街の中にあり生活の場に近いこと」（窪田，1996）の大切さをあげている。中心部のオフィスビルにあることは，病人として病院に通う感覚ではなく，会社に出勤する，友人に会うため街に出るといった生活者として通うイメージを持つことができる。

　ほっとステーションのデイケアに通所する半数近くの方は，通所目標に「就労」をあげている。他には「生活リズムを整えたい」「体力をつけたい」「対人関係を学びたい」といった，暮らしを整えて，いずれは働きたいと考えている方が多い。通所する方の疾病は，統合失調症，気分障害が3割弱，神経症圏やストレス障害の方が2割，他に，物質使用障害や知的・発達障害が1割弱で，幅広い疾患の方が通所してくる。

　さらに，他の医療機関に通院しながらデイケアのみ利用する方が，約半数を占めており，ほっとステーションは，街の資源の一部として機能し，地域の関係機関と連携しなければ成り立たない支援構造になっている。

1）デイケア（集団）として

　デイケアは，暮らしにおけるさまざまな課題に対して，多職種スタッフによる治療的なプログラムや仲間との交流を通じて暮らしを整えていく場であり，医療的支援を受けながら，病状の悪化を防ぎ，人とのつながりを持ち，社会的な役割を持つことを体験できる。ともなれば，デイケアは，医療機関として，さらには，街の中の一つの資源として孤立することなく開かれた場になることが求められる。デイケアに通う人は，デイケアと自宅の往復だけではなく，街の中の資源やサービスとのつながりを持つことが大切であろう。実際，ほっとステーションのデイケアに通う3分の2の方は，デイケア外のつながりや支援，役割を持っている。そして，その半数近くの人は就労を目指しているか，現在就労中である。

　働いている方のデイケアの通所用途は，休みの日にプログラムを利用したり，ナイトケアのみを利用して月に数回スタッフに相談，仲間とおしゃべりしたり，スタッフへの相談事として利用する方である。このようにデイケアは，模擬的な社会生活の場として，暮らしを整えていくための拠点のような機能を持っている。ほっとステーションでは，暮らしにおける課題に対応するために，さまざまな領域におけるプログラムを実施している。その1つに就労支援プログラムがある。

　デイケアプログラムで就労支援を実施する場合，病気や暮らし，対人関係，ストレス対処など，幅広いテーマを扱いスタッフが一方通行で教えるのではなく，実際に働いている人に話をしてもらったり，その人が持つ強みを生かしていくことが大切である。さらには，地域の関係機関を見学したり，話をしてもらう場があってもよい。

　デイケア内における就労支援について，プログラムをいくつか紹介したい。

①就労支援プログラム

　これは，就労への入門編である。月に1回程度，精神保健福祉士が担当し，テーマミーティングや，地域の事業所見学が行われ，いずれ働きたいと考えている方が多く参加する。テーマはあらかじめ参加者から意見を聞いたり，参加者の状況を考慮して月ごとに決められる。

　このプログラムは，"自分とまわり（街や働く環境など）を知る"ことに注目している。働きたいと考えている段階では，まだ抽象的なイメージしか持てない

Ⅱ　外部との連携

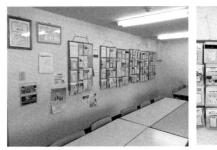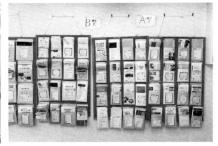

写真1　デイルームの壁に並ぶ地域の就労支援事業所のパンフレット

場合が多い。そして，病状や特性，暮らしの状況，強みや弱みなど，自分自身のことを知らないことも多い。働くというのは，自分がどの程度できるのかはもちろんのこと，企業からどのようなことが求められているのかという理解も大切である。さらには，働く玄関口となるハローワークへの見学会を実施し，求職登録や，面接，働き始めるに至るまでの流れを知るのも未就労の方には効果的である。デイルームの壁には，市内の就労事業所のパンフレットを並べ，自由に閲覧して持ち帰りできるように工夫している（写真1）。こうして，ぼんやりしていた働くイメージの焦点を合わせる作業をしていく。

[**過去に取り上げたテーマ例**]
- 仕事につくにあたって大事なこととは　企業が求める人材とは
- 働くこと，暮らすこと〜課題の整理〜
- オープン就労，クローズ就労のメリット，デメリット
- B型やA型，障害者雇用の流れを知ろう
- 就職に向けた応援団を作ろう＆活用しよう
- 履歴書や職務経歴書の書き方
  　〜自己アピール欄，職歴の空白期間など〜
- ハローワークの使い方
- 実際に働いている人の声を聞いてみよう！
- 地域の就労事業所見学　など

2　就労支援におけるつながり

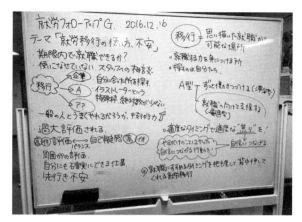

写真2　テーマの一例 ホワイトボードの板書

②就労フォローアップグループ（写真2）

　これは，障害者雇用，就労継続A型，B型，アルバイトなど，働き方を限定せず，フォローアップを目的として立ち上げたプログラムである。オープン形式で，誰でも参加可能である。これから働きたい人にとっては，働いている人の話を直接聞ける場にもなっている。

　プログラムは，毎週金曜日の夕方に設定している。これには事業所や企業での仕事を終えて，一週間の疲れや週末の余暇などを共有する意味が含まれる。

　話し合うテーマについては，原則，参加者から発信されたものを取り上げている。以下に過去にあげたテーマを示したが，多くは，「働き続ける」ことを意識したものになっている。中でも，休日や時間の過ごし方や，時間の使い方について話し合いになることが多い。参加者の中で「仕事をすると疲れがたまって週末や休みが貴重になった」と話す方も多い。デイケアに通っているときは，日曜日の休みが暇で，早く月曜日にならないかと考えていたが，仕事をはじめるようになると逆に休みが貴重になる，と語る方も多い。これは，働くことで得られる充足感や達成感，疲労感によるもので，遊びに疲れるのとは訳が違うだろう。そして働きたい人がこうした話を聞くうちに，興味を持ちそれを試してみたい，という気持ちにもなる。こうした"体験"や"実感"を小グループで分かち合い，翌週の仕事のモチベーションにつなげていく。

31

Ⅱ　外部との連携

[過去に取り上げたテーマ例]
- 仕事を続ける秘訣とは
- 休みの取り方，休みの日の過ごし方（特に人気が高い）
- 仕事のマッチングについて
- 働き始めてからの気持ちの変化について
- 一般で障害を非開示ではたらくには？
- 対人関係が不安……そもそも"対人関係"ってどんなこと？
- どのくらい働き続けると次のステップに行けるのか？
- 職場で気になる人がいたときの対応
- 不調なときの対処
- 就職活動に向けて不安なこと
- 職場でのマナーについて
- 働き続けるためにはどんなことが必要なのか
- 仕事と貯金について　など

③ワーカーズ・グループ

　これは，一般企業（オープン・クローズどちらも）で働く方限定のプログラムである。企業につとめる多くの人は，毎日重たい体を起こして会社に出勤して，上司や同僚，あるいは外とのつながりを持ちながら，与えられた業務をこなしていく。上司から注意されたこと，接客に失敗してしまったこと，会社に迷惑をかけていないか心配してしまうことなど，これから働きたい人や就労継続支援や就労移行を利用する方たちと相違する悩みや課題を持つ。

　このプログラムでは，あえて「企業就職者限定」にしており，こうした共通する悩みや課題を共有して，働く人が長く働き続けるための手立てとして機能している。

　毎月最終週の金曜日の18時30分から始められる。週末の夜に仕事を終えてほっとした表情，疲れた表情，すがすがしい表情，さまざまな表情で顔を出す方がいる。

[過去に取り上げたテーマ例]
- 上司との関わり方

- 休日の過ごし方
- 初給料の使い方
- 長く仕事を続けていくためには
- 手の抜き方について
- 働いていて困ったこと，大変だったこと
- ほめられた体験について　など

④外部講師を招いたプログラム

　ほっとステーションのスタッフの専門性や，彼らの強みを生かしていくのはもちろんだが，地域の関係機関のエッセンスをプログラムに取り入れていく視点も大切である。プログラムでそれぞれの領域の話をしてもらうことで，地域にどのような拠点があって，自分にどのようなサービスが利用できるかを主体的に考える機会になる。

　これから働きたいと考えている方にとって，地域はもしかすると，ジャングルのように，何がどこにどんな機関があるのかわからない状況かもしれない。スタッフが情報提供するのも大切だが，地域機関から歩み寄っていただくことで，ジャングルに安心して入っていけるかもしれない。さらに顔が見えることで人は安心する。全く知らないところに行くよりも，一度でも会ったことのある人のところにつながりたいものだ。こうして，外部から講師を招くことは，彼らにとってもわれわれ医療機関にとっても有益なものとなる。

［過去に招いた外部機関］
- 障害者就業・生活支援センターの就業生活ワーカー
- ハローワークの障害者窓口相談員
- 障害者を積極的に雇用している企業担当者（飲食店，ＩＴ関連など）
- 就労継続支援，就労移行支援事業所　など

⑤プロジェクトＳ

　これは，復職デイケアのリワークＳクラスで実施しているものである（リワークＳの構造については，第2章を参照）リワークＳの参加者は，離職している方

II 外部との連携

や未就労者が多く，働き方も障害者枠ではなく，一般就労を目指している方も多い。さらに，ほっとステーションのデイケアと違い，クラス単位でプログラムを実施するため，クラス自体がクローズドグループのように機能するため凝集性が高い。

この就労プログラムでは，スタッフが一方的にテーマを決めず，事前に，もしくは，当日に参加者のニーズを聞いて，それをもとに進行している。さらに，プログラムを終えてもそのままの余韻で会話が弾み，参加者同士のつながりが生まれるように，スタッフよりも，参加者が多く話をしてもらうように心がけている。

ここで留意すべき点は，全員が「障害者枠」での働き方を希望していないことである。スタッフが障害者枠での働き方を軸にテーマや進行を組み立てることで，支援者が彼らを「障害」という枠にはめ込んでしまう危険性を孕んでいる。参加者の中に，一般就労で休職中の方，すでに障害福祉サービスにつながっている方，これからアルバイトを考えている方など，働き方が異なる場合は，「障害」を前面に出さず，「働く」という抽象的な一つのワードから，参加者のニーズを加えたテーマを落とし込む視点が大切である。

[過去に取り上げたテーマ例]
- ハローワークの使い方
- 働くためには自分自身に何が備わっている必要があるのか
- 働ける状態とは
- 企業はどんな人を雇いたいと考えているのか
- 課題分析，作業手順など
- 体調を崩した時の断り方
- 効果的な仕事の探し方
- 自分にあった仕事とは？
- 自分の職業適性　得意，不得意の発見
- 対人関係が不安とよく聞くけど，そもそも「対人関係」とはなにか？
- 面接への望み方
- 相手の良いところ探し　など

2）個別アプローチ

　デイケアでは，集団で取り組むほかに，多職種の専門性を個別に生かしていく視点も大切である。ここで，就労支援における専門職の役割を整理してみる。

　医師は，病状に合わせた薬物療法や精神療法，疾病との付き合い方などを含めた疾病管理全般を担う。さらに，医師は，働く彼らの後ろ盾はもちろんのこと，支援者のバックボーンとしても非常に重要な存在である。

　看護師は，病状悪化のリスクやクライシスの検討，服薬指導や管理，疾病教育などで関わる。さらに，自宅を訪問して，暮らしに直接介入したり，共有する役割もあるだろう。

　作業療法士は，プログラムでの作業療法に加えて，就労場面においては，課題分析や作業分析，適性能力などを検討して助言する役割があるだろう。

　臨床心理士は，心理検査による特性抽出，心理教育プログラム，カウンセリング，対人関係トレーニングで関わる。

　精神保健福祉士は，履歴書や職務経歴書の指導，他機関への同行，サービス申請，面接同行，職場訪問，ジョブコーチ，職場定着支援，生活支援（金銭管理，家事援助など），ケア会議のコーディネートなど，彼らの側近として機能していく。

　そのほかに，音楽療法士や介護福祉士，ピアスタッフ，事務職員など，あらゆる人的資源の関わりが彼らの暮らしを前進させる。

3）支援者に求められる姿勢
　　──自らがジャッチメントできる体制作り──

　就労支援に携わる支援者の中には，「働きたい」と相談を受けたときに，就労を願いつつも「本当に働けるだろうか」と葛藤した経験はないだろうか。彼らの希望に沿った形で支援がなされるべきだが，支援者というのは，ときに，自身の持つ個性や専門性，価値観，これまでの知識や経験をもとにジャッチメントをしがちである。

　特に，医療従事者の多くは，働くことによって，これまで安定してきた病状や暮らしが崩れてしまうのではないかと心配になり，つい，口をはさみがちになる。同じく彼らも，病状的に働いていいのだろうかと主治医やスタッフに判断を仰ぎがちである。

Ⅱ　外部との連携

　地域生活というのは，相手からコントロールされるものではなく，自らの人生を自らがジャッチメントしていくものである。ともなれば，支援者には，彼らの目標や願いが達成されるためにはどんなことが必要なのかを共に考える機会を持ち，彼らがジャッチメントできるような選択肢を増やしていく姿勢が求められる。

　われわれが持つ専門性は，状況によって彼らの回復や自立を妨げてしまうことを自覚し，彼らの希望に沿って専門的なアドバイスを差し出す姿勢が必要であろう。

4）自立支援事業所以外での取り組み

　医療機関（デイケア）は，職業準備性を高めることは有効な場であるが，職業準備訓練においては，外部の就労支援機関と補完し合うというのが一部の見解だろう。しかし，制度やサービスは，その枠に乗った人には有用なものであるが，制度特有の枠組みや事業所ごとのルールが決められ，制度を使えないユーザーも存在する。たとえば，すぐに働く自信はないけれど，週に一度から就労体験を積みたいと思っても，現行のサービスでは利用が難しい場合もある。本当にその人のニーズや方向性に沿った就労支援を提供するには，制度やサービス以外の選択肢も含めて，地域のあらゆる資源とのつながりを活用する必要がある。

　ほっとステーションでは，開院当初に「有限会社」を設立し，「働きたい」人の就労準備訓練を独自に行ってきた。院内で行う作業訓練の他に，いくつかの企業と連携し，いわゆる「隙間」の仕事をいただいていたことがある。「1時間だけ手伝ってほしいけれど，求人誌には載せられない」という企業のもどかしさと「1時間の仕事がほしい」われわれの意見が合致した。作業内容もポスティングや雀荘の清掃，銭湯の清掃，厨房内業務など多岐にわたった。

　院内就労では，厨房内の洗浄業務，盛り付け，調理，デイケアプログラムの講師，カフェの店員や買い物，グループホームでの食事作りなどをその人にあった形で提供している。

　これは一見「医療での抱え込み」のように映るかもしれない。しかし，医療機関やデイケアにおける職業準備訓練は，制度やサービスのような枠がなく，障害程度区分や手続きも必要がない。さらに業務内容や労働時間も彼らの希望に沿って流動的に合わせることができ，病状や暮らしの経過を知っているスタッフがい

る環境で働くことで,外につながる前のリハーサルのような効果が期待できるだろう。

5）地域の就労支援事業所等とのつながり

就労継続支援A型,B型,就労移行支援などの就労支援サービスは,平成18年の法整備以降,右肩上がりで地域に拠点を広げている。就労事業所は,一般企業で働くリハーサルの場として機能し,働く体験を通じて,イメージを現実的なものに移行していくことができる。医療機関は,地域の就労支援事業所と手をつなぐことで,お互いのエッセンスを取り入れながら効果的に就労支援が進められるだろう。

ほっとステーションでは,外来,診察室,デイケアの壁に,市内外の就労支援事業所のパンフレットが置かれ,自由に閲覧して,持ち帰ることができる。パンフレットは,デイケアに通う方,スタッフのつながりがある事業所や,広報で来院してくれた事業所,地域の研修会や会議でつながった方などさまざまである。こうして,たえず地域を意識できる構造にしている。他に,デイケアのイベントや,バザー,研修会などで,事業所の作業製品を販売したり,お歳暮やお中元の製品として使わせていただいたり,就労支援事業所の協力医療機関を担うなど,さまざまな形で手をつないでいる。

就労支援事業所は,単に働く場の提供にとどまらないだろう。認知行動療法や対人スキルを学ぶSST,WRAPやストレスマネジメント,リスクマネジメント,さらには,実際働いている方のフォローアップなど,生活支援の視点を備えた事業所も多く存在する。コメディカルを持たない医療機関にとっては,こうした事業所と手をつなぎあうことで,補完的に就労支援が進められるだろう。

6）働き方について

就職先としては,一般求人と障害者専用求人があり,働き方は病状や障害を企業に開示して働く手段（オープン就労）と特に何も伝えずに働く手段（クローズ就労）がある。障害者雇用促進法の改正によって,企業や社会全体に障害の理解普及が進み,障害者が働きやすくなったことは間違いない。しかし,制度化される以前には,障害者としてではなくあたりまえのように仕事に励んでいた精神障

37

害の方も多く，彼らにとって「障害者としての働き方」が選択肢として加えられることで，ジレンマが生じることもあるだろう。

　これは，支援者にも同様のことがいえる。今まで障害とは無縁で働いてきた人が，途中で精神障害を抱え，もう一度働く道を考えたときに，どちらの道が彼らのリカバリーにつながるのかを考えさせられる。就労支援の担い手の多くは，働きやすさや，長く働き続けられる視点で考えることで，オープン就労を推し進めることが多いのではないだろうか。

　今までは一本道であったものに，新しい未知のルートができれば誰でも戸惑い，それがどこに続いているのか不安になるものである。あたりまえだが，どちらの道に進むのかは，働く本人に決定権があり，支援者は，どちらの道にどんなメリットやデメリットがあるのかを彼らと共に考える必要がある。

　さらには，これらの情報に加えて，企業の情報や，自分がその企業で働くイメージやマッチングが必要である。マッチングには，個における強みや課題の整理の他に，企業の内情についても最低限知っておかなければならない。

　それを医療機関だけで推し進めるには難しい。企業のイメージを具体的にしていくために，ハローワークなどの労働機関との連携が不可欠となる。

7）ハローワークとのつながり

　近年では，障害者の企業進出が上昇を続け，精神障害に限っては，平成26年に他の障害を抜いて就職率が一番となった。さらに，平成30年には，障害者雇用率に義務づけられる。一方で，精神障害者の離職率も目立ち，就職するだけではなく，「働き続ける」ことが課題となっている。

　このような背景から，ハローワークには，単にパソコンに向かって自分にあった求人を検索して，紹介状を発行してもらって面接を受けるといった一般的な流れではなく，求職にあたってしっかりアセスメントを行い，関わっている支援者らと連携した「働き続ける」支援が求められるようになった。

　ハローワークの求職者窓口は，一般窓口の他に「みどりのコーナー」という障害者専門援助部門が設けられている。ここには，専従の相談員が配置され，他に，手話通訳士や難病専門相談員，臨床心理士による心の相談などが現地で配置されている。

ほっとステーションでも，就労支援を進めるにあたって，ハローワークとの連携は欠かせないものになっている。
　一つは，精神障害者雇用トータルサポーター（以下，トータルサポーター）としてのつながりである。
　トータルサポーターとは，ハローワークの専門援助部門等の相談窓口における精神障害者等（発達障害者等を含む）の求職者に対して，障害に関する専門的知見に基づいてカウンセリングを行い，病状の安定度の確認やストレスやサインの把握，求人事業主に伝えるべき疾病に関する就労上の配慮事項を整理，雇用している又は雇用しようとする事業主等に対して，精神障害者等の特性や職場適応に関する助言を行うこと相談員である。外部機関から委嘱され，主に精神保健福祉士や臨床心理士が担うことが多い。
　ほっとステーションから筆者ともう1名のソーシャルワーカーが平成30年まで委嘱されていた。相談につながってくる方の中には，一度も働いた経験がない方や，職を転々とする方も多く，さらには，未治療で診断もされていない方や，あきらかに病状が崩れていたり，障害受容ができていない方もいる。
　ハローワークの求職登録の際には，主治医の意見書の提出をお願いしている。多くの相談者が，精神科医療機関につながっており，トータルサポーターとして主治医，医療機関との連携が必要である。また，就業・生活支援センターや就労支援事業所につながっている方も多く，関係機関と連携が欠かせないものになっている。ここで生まれたつながりが，ほっとステーションでのつながりにも生かされる。
　次に，地域就労支援事業（通称：チーム支援）としてのつながりだろう。
　チーム支援とは，障害者が求職をした時点から，関わっている支援者同士が手をつなぎ，就職から，働き続けることを支える構造である。就職の先に，どのようなことが待ち受けているか正確な予測を立てるのが難しいものだ。日頃から関わってきた支援者の役割や目線で彼らを捉え，それを本人や企業にフィードバックできる機能を持つ。
　さらには，支援者同士の情報交換や他の領域性を知る機会にもつながり，支援者のスキルアップにも一役買うだろう。
　チーム支援の流れだが，ハローワークに求職登録の際に同行し，主治医の意見

Ⅱ　外部との連携

書を参考に，これからの方向性について話し合う。病状の変化や，これまでの職歴，さらには，本人が持つ「強み」と「弱み」を整理していく。「弱み」については，単にできないことをあげるのではなく，「工夫があればできそうなこと」という視点を加える。できないことを工夫していくよりも，できそうなことを工夫して強みに変えていくプロセスの方があきらかに有益である。ハローワークは，企業の情報やつながりを多く持っている。彼らが想定した企業で働くには，どんな要素が必要なのかという見立てを加えていく。チーム支援は，単につながりを持つだけではなく，彼らの人となりがわかるように，隙間がないように，パーツを埋めていく作業ともいえる。

　ハローワークがコーディネートをつとめることも多いため，マンパワー不足で就労支援に取り組むことが難しいと感じている医療機関でもつながりやすい。

　その他として，精神科医療機関から発信する就労支援セミナーや，医療機関とハローワークの連携による就労支援事業などを厚生労働省の補助金を受託して実施してきた。これは，平成30年に雇用義務化され，より一層，職場定着を意識して，医療機関が就労支援に参画することを狙いとしている。

8）企業とのつながり

　いよいよ企業への就職を果たし，彼らをはじめに待ち受けるのは，不安や緊張それに期待である。実は，企業も彼らと同じことを考えている。両者とも「長く働きたい（働いてほしい）」と考えている。企業は，彼らに，働くことで得られる暮らしの変化に期待し，彼らを一人の生活者として，一人前に育てる専門家である。しかし，その過程において，彼らの疾病や障害が横風になるかもしれない。その横風に医療機関が対処していくことで，企業の不安を軽減させるだけではなく，本来の専門性を発揮してもらえると考える。さらには，外部就労機関と連携しながら，面接同行や職場訪問，ジョブコーチといった脇役で立つこともある。

　面接は，企業と顔を合わせ，自分の思いを企業に伝えられる絶好の機会である。障害者雇用の場合は，診断や病状，特性を聞かれることも多く，足りない情報を補足的に代弁する役割もある。さらには，職場で生かされる強みや，合理的配慮について話し合うことも重要であろう。精神障害の場合は，病状が仕事に影響することもあり，企業の一部からは，医療のスタッフが同行することでその場で気

になることを聞けたり，安心するといった声も聞かれる．医療スタッフが同行することは，彼らにとっても，企業にとっても意味があるだろう．

　職場訪問では，企業担当者とふりかえりをすることの他に，支援者が職場環境を知ることが大きな目的である．働き始めた方の相談を受ける際に，働いている会社名しか知らないよりも，上司や同僚，職場環境を理解することで，共通言語が生まれ，的確な助言につながる．さらに，企業担当者の不安や相談を聞くことで，企業の安心につながっていく．

　ジョブコーチとして介入することもあるが，適時介入していくのは業務的にも難しいかもしれない．就労移行支援事業所を経由している方であれば，事業所担当者と連携して定着支援を行える．さらには，障害者就業・生活支援センターや障害者職業センター等と連携することでより一層補完できるだろう．

　ここまで企業内でのつながりや実際の流れを記したが，これこそ医療の役割ではないと考える支援者も多いだろう．もちろん，就職から定着まで医療がすべてを担うのは難しい．なるべく多くの支援機関と手をつなぐことが大切である．医療は，彼らが働けないと感じていた時期から，働けるようになった今までの流れを知っている唯一の支援者である．一貫した流れを知っている人が傍で支援の中心を担ってくれることは，彼にも企業にも非常に心強い後ろ盾になることは間違いない．制度やサービスが，彼らが望む働き方をすべて網羅できるわけではない．誰のための就労支援なのかを今一度考え，彼らが誰に何を望んでいるのかを整理して，本来の役割で支援者は動くべきである．それが，リカバリーに沿った本来の就労支援といえる．

　さらに，リワークデイケアでは，休職から復職に向けて産業医や上司など，企業とのつながりは不可欠である．ストレスチェックが企業に義務付けられることにより，医療は一層企業とのつながりが求められるだろう．

　企業とのつながりは，これから働きたい人にとっても活かされる．一人の方が就職をし定着していくことで，次も雇いたいと考えてくれる．それは，つながりや信頼関係がなければ生まれない．また，このつながりが縁で，就労支援セミナーやデイケアプログラムに招き，企業の生の声を話してもらう機会を作ったり，企業見学をさせてもらったり，つながりを切らさない工夫も必要だろう．

4．おわりに——自分らしく暮らす——

　働くことは，暮らしを大きく方向転換させ，病人としてではなく，彼らに「自分らしく暮らす」機会を与えてくれる。これは，精神障害者に限らず，万人に共通することではないか。人は，地域での暮らしの中でさまざまな局面に遭遇し，対処や回避をしながら自分らしさを保っていく。しかし，精神障害者の多くは，人生半ばにして精神症状という局面に遭遇し，自分なりに対処や回避をするものの，積み上げた暮らしが崩れてしまうことになる。

　症状を抑えるだけでは崩れた暮らしを戻すことはできない。症状は，生物学的な側面と人と社会環境との間に生じる葛藤として現れる側面があるだろう。症状がいったん治まっても，暮らしを続ける中で，いつ何時に症状が現れるかもしれない。そう考えると彼らにとっての回復とは「症状とつきあいながら自分らしい暮らしを取り戻す」ことといえるのではないか。

　さらに「自分らしさ」とは，自分が思い描くものだけではなく，他者からの評価によって成り立つものである。人は，働くこと，学ぶこと，食べることといったさまざまな暮らしの活動を通じて，他者とのつながりを持ち，暮らしの中で自分の存在価値を高めていく。

　その中でも「働く」ことは，自分の能力を生かし，能力に対して他者から評価され，自分の役割や存在価値を見出していく活動であり，リカバリーのツールとしてなくてはならない活動であろう。しかし，就職しただけでは，価値は見出せない。価値は「働き続ける」ことで生まれる評価と自分の価値観を重ね合いながらできあがっていくものである。そして，それを共に支えていくのがわれわれ支援者の役割であろう。

　働き続けることを実現させた彼らの多くは，自分らしい暮らしを手に入れていることを支援の経験の中で実感している。さらに，働き続けることは，彼らにとっても，社会的な差別や偏見をなくし障害者のさらなる社会進出につながっていくのである。

　共に地域で暮らす一員として，多くの支援者が，回復を共に喜び共に楽しめるようなつながりになっていくことを願っている。

文　献

長谷川直実（2013）北海道：デイケア・クリニックほっとステーション："つながって3年以上"
　="デイケア依存"なのか．精神科臨床サービス，13(4)．
倉知延章（2014）精神障害者の雇用・就業をめぐる現状と展望．日本労働研究雑誌．
香田真希子（2009）動機づけを高めるためのアプローチ．精神科臨床サービス，9(2)．
村田信男・浅井邦彦（1996）精神科デイケア．医学書院．

3

「寅さん方式」について

1．地域定着支援

　更生を取り巻く環境は，この20年で少しずつ変わってきている。

　以前より，生活能力が乏しい知的障害，発達障害を持つ人が窃盗，無銭飲食，無賃乗車などを繰り返して何度も服役を繰り返していること，刑務所の中には障害者，高齢者が相当数服役していることが指摘されてきていた。この問題は，2006年に「累犯障害者」(山本, 2006)が出版され，大きく注目されるようになった。

　同じ2006年1月には，10回目の服役を終えて出所したばかりの知的障害を持つ男性がJR下関駅に放火した意見で逮捕された事件が世間を騒がせ，この男性が「刑務所に帰りたかった」と述べたことが社会に重い課題を突き付けることになった。

　その後，服役中の障害者に対しては，2009年に地域生活定着支援センターが多くの自治体に設置され，出所後の支援に結び付けるべき働きをしている（長崎地域生活定着支援センター，2009）。

　また，刑務所には社会福祉士が配属され，地域生活定着支援センターとも連携して社会復帰のための道筋をつける役割を果たしている。服役中に障害者手帳の申請，更新も可能になった。

　また，検察庁にも自治体によっては，社会復帰支援室が設置され，精神的問題や障害を抱える人が窃盗などの軽犯罪を起こした場合，服役させずに社会内での更生を検討する場合がある。支援者と検察庁社会復帰支援室との間では，支援者

Ⅱ　外部との連携

会議が開かれる。

　問題を繰り返す人達の中の知的・発達障害，未治療の統合失調症などに対しては，適切な医療，福祉サービスが供給されることで，その後は問題なく社会で過ごせる人が多い。

2．転々とするという特性

　このような支援の取り組みが，少しずつ普及し，服役中から準備された支援の輪に入り，出所後に住居，福祉サービス，医療，就労支援が提供されているにも関わらず，なお社会にうまく定着できない人たちが残る。

　その中には，アルコール，薬物乱用，ギャンブル，盗癖，性的逸脱行動など，条件付けられた嗜癖問題行動が背景にある人もいる。アルコール，薬物乱用の問題がある人達のためには，ダルクやマックなど，全国に回復支援施設ができている。いずれも施設の中で共同生活をしながら，1日3回のミーティングを続ける。全国で70カ所以上あるダルクやマックなどの依存症回復支援施設でたくさんの人たちが回復してきた。ダルクは薬物の入手経路に精通している地元のダルクではなく，原則他の土地のダルクへの入所を勧める。しかし，回復支援施設内で再乱用，暴力等の逸脱行為，仲間との対立などのため，別の回復支援施設に移動したり，プログラムを中断して施設を出たりする人もおり，中には都道府県をまたがって複数の回復支援施設を転々としている人もいる。回復支援施設の目的と日々のミーティング中心の生活は共通しているが，ぞれぞれの施設によって経営母体も方針も雰囲気も施設長の思いも違う（近藤，2009）。複数のダルクを転々とするうちにそれでも人間関係や薬を使わないで日々を過ごす経験値は少しずつ積み重なり，回復に向かう人がいる。

　これらの嗜癖関連の問題とは別に，なかなか地域に定着しない人たちがいる，ADHD，知的・発達障害を持ち，いかなる取り組みも継続しない人たちである。その中には，放浪癖がある人もいる。ダルクなどの回復支援施設では，嗜癖の併存障害として発達障害などの問題を抱えている人も多く支援されている。法に触れるような問題を繰り返し引き起こす人の中には，発達障害や物質使用障害，気分障害などの精神的問題を抱えている人も少なくない。触法者として扱われてい

る人の中には支援を受けていない衝動性の高いADHDを持つ人が含まれていることがしばしば指摘されてもいる（降籏，2004）。

また，たしかにアルコール等の嗜癖問題の存在がきっかけで支援につながったのではあるが，その嗜癖に関する渇望に引っ張られてというよりは，現在の生活をリセットしたくて，元々問題であった嗜癖行動を使ったように見える事例もある。回復支援施設に入り，最初は不安もあったが，仲間もでき，治療にもつながって，プログラムにも取り組むようになった。仲間たちと季節行事も体験し，落ち着いて生活を続けていると思われていたのだが，1年たったころ，ある日突然，ミーティングの後にコンビニでワンカップを買い，失踪する。そして支援者は，数日後に遠く離れた地域の警察から電話を受け，万引きで逮捕されたことを知る……といったことはよく耳にすることであり，支援者が体験することである。

もちろん，触法事例には，衝動性が高い人が多い。慎重に計画して犯罪を行う人たちも当然いるだろうが，医療や福祉の支援を受けることになる人の中にはほとんどみられない。

このような人たちをひとつところで一生支援しようとがんばると，その人と支援者の間で摩擦が生まれ，双方が苦しくなる。その人は，まるでフーテンの寅さんのように転々としながら生活するのだと柔軟にとらえたほうが，その人を嫌いにならずに見守ることができる。どこかで無事に暮らしていればいい。それは私たちのところでなくてもよい。その人は，いろいろな地域で支援者とつながって生活することができる。私たちのところにまた戻ることがあれば，再び一番近い支援者になるかもしれない。

3．事例

事例　寅山寅吉さん

ここで事例を通して，「寅さん方式」の実際の流れを紹介したい。

事例紹介については，本人の承諾を得ており，個人が特定されないように配慮するとともに，「寅さん方式」の経過がわかりやすく説明できるようにしたい。

昭和40年代に北海道の炭鉱の町に生まれた。父は炭鉱夫で，7人兄弟の中で

Ⅱ　外部との連携

複数の知的障害者がいる。兄たちも炭鉱で働いていた。小学校，中学校と特殊学級で学んだが，知的障害者のための療育手帳を取得するよう勧められたことはなかった。当時，炭鉱は働き手を要しており，体力さえあれば，仕事には困らなかった。寅吉も中学校を卒業後，兄たちのように炭鉱で働き始めた。

炭鉱の町では，飲み屋がたくさんあり，給料引きで，いわゆるつけで飲むことができた。本人は飲み屋でその場で支払いをするという習慣がつかなかった。

寅吉が20代のときに，炭鉱が閉鎖になった。寅吉は炭鉱離職者の生活を支援する黒手帳をもらい，しばらく生活ができた。

家族は離散してしまい，寅吉は1カ月のだいたいのやりくりが難しかったが，教えてくれる人はいなかった。内装などの仕事についたが，指示されたことをなかなか理解できず，怒られてばかりで，どこも長続きしなかった。もう給料引きで飲めないにもかかわらず，寅吉はお金を持たずに，初めて入るスナックで飲酒し，警察に通報されるようになった。そしてそのまま行動は修正されることなく，服役を繰り返した。そして服役中は理解できないことがあると怒鳴ったり，喧嘩をしたりして，懲罰を受けることを繰り返した。

40歳を過ぎた頃に，事件を担当した弁護士が寅吉の知的障害に気づき，精神鑑定につなげた。精神鑑定の結果は，物質使用障害（アルコール）と中等度知的障害だった。裁判で知的障害は認められたが，累犯であったため，服役は免れなかった。

この時の服役中に寅吉は，精神鑑定を引き受けたA医療機関の医師やソーシャルワーカーと手紙のやりとりを続けた。もっとも寅吉の手紙は，冒頭こそ「元気ですか」で始まるが，あとは，刑務所の房内に入れてもらえる雑誌などの文章をそのまま写し書きしており，分厚い手紙ではあったが，手紙の体はなしていなかった。

出所後，寅吉はアルコール依存症の回復施設Bに入居した。はじめのうち，寅吉は毎日ミーティングに出て，施設になじもうとしていた。しかし，ミーティングではその場の雰囲気や皆の話す内容をよく理解できないこともあり，時に疎外感を感じているようだった。そのうち，些細なことで怒鳴ったり，喧嘩をしたりして，その施設にはいられなくなり，通院していた医療機関のグループホームにとりあえず入居することになった。しかし，施設を出てまもなく無銭飲食事件を起こし，再逮捕されてしまった。

3 「寅さん方式」について

　寅吉は再び服役したが，今度は服役中に特別調整の対象者になり，制度化されてまもなかった地域生活定着支援センターが支援することになった。寅吉は出所後に海沿いの町の知的障害者の支援施設Cに一度入居し，その後，山の近くの農作業などの就労に取り組む施設Dに入ることになった。寅吉はそこで，仕事を頑張っていたが，しばらくすると，喧嘩をしてしまい，他の入居者を殴って怪我をさせてしまった。傷害事件として逮捕され，寅吉は再び服役した。

　寅吉にとって，これが最後の服役になった。再び服役中に特別調整の対象者になって，地域生活定着支援センターが支援に動いた。寅吉の障害が認められてからすでにいろいろな人たちが支援に関わっていたため，寅吉のネットワークができ上がっていた。

　寅吉はその後，道内で数か所居所を変えた後に，道内南方の町の社会福祉法人Eのグループホームに住み，支援を受けながら就労授業所に通っている。そして時々，実家に帰省するように，最初にかかわりを持った医療機関Aのデイケアを訪れたり，過去に世話になった支援施設Cに数日宿泊することがある。また，寅吉はこの次に移り住む地域と支援施設が既に決まっている。

　寅吉は一般的な年齢相応の落ち着きはないかもしれないが，複数の地域を含む広域の支援のネットワークの中で地域生活を続けることができている。

4．寅さん方式

　図1は，「寅さん方式」の支援を表している。「寅さん方式」の広域支援を呼びかけるきっかけになった，支援チームをホームベースとして，3～6カ月ごとに支援契約を見直し，希望があれば，更新もできるし，別な土地に行きたいという希望が，出てきたら，失踪ではなく，安全に別な土地に移動できるよう，ケア会議を持つ。契約年数があるアパートなどに住むときは，どうしてもその契約年数にしばられることにはなる。

　執行猶予中である人に対しては，保護観察所職員が，また一部の薬物乱用者については，麻薬取締官が地域のネットワークに入ることがある。地域のネットワークに入るけれども，保護観察官や麻薬取締官，警察官は医療機関や社会福祉施設とは役割が異なる。刑事司法機関としてのブレーキの役割を担うことになる（平

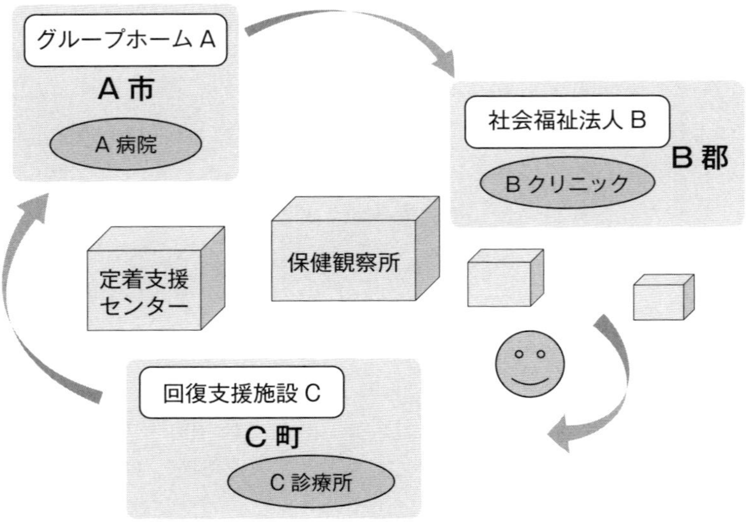

Ⅱ 外部との連携

グループホーム A
A 市
A 病院

社会福祉法人 B
B 郡
B クリニック

定着支援センター

保健観察所

回復支援施設 C
C 町
C 診療所

○○さんチーム

- △グループホーム
- 地域定着支援センター
- ◇クリニック
- ●就労支援事業所
- ■保護観察所

　私たちは，○○さんの応援チームです。
　あなたの応援チームは，他の地域に作ることもできますが，とりあえず，今は私たちがホームベースの応援チームになります。
　応援チームは　　カ月ごとに契約を更新します。
　見直しをするときは，チームが集まります。
　チームは新しく参加する人を受け入れます。
　あなたは，チームを解散することができます。

図1　地域循環広域ネットワーク（寅さん方式）

井, 2000)。触法事例の社会復帰にあたり, 司法の枠組みから精神保健サービスへと処遇が移行されるとき, 司法と精神保健のそれぞれの機能を明白にし, 連携することが求められる (Dawson & Burns, 2017)。

　触法事例の中でも治療反応性がたびたび問題となるパーソナリティ障害においてでさえも, 治療的楽観主義が入る余地があると述べる人もいる。また, このような治療の中で効果的なものは, はある程度長く続くことが条件であるともされる (Velsen, 2017)。この「長く続く」継続というのは, 一人の支援者にずっとつながるということよりも, 地域のネットワークに長くつながっていることの方が, 危機介入のチャンスも増え, より安全で効率的である。そして, 長く継続させるためには, ネットワークの構成スタッフそれぞれの柔軟性が有用である。

　「仕事が長続きしない」,「頻繁に引っ越しする」,「交際相手がコロコロ変わる」これ自体は犯罪ではない。北斎は生涯で90回以上引っ越し, ランボーも詩人の他に職を転々とし, 放浪を続けた。

　支援する側に柔軟性とそれによって生まれるユーモアがあれば, ひとつところに落ち着かない人たちを「どうしようもない人」「支援にのらない人」という捉えから, 苦笑しながらでも「寅さんのような人」「渡り鳥のような人」というユニークな特性としてみることができる。

参考文献

Cleo Van Velsen & Norton K (2017) Outpatient psychotherapeutic approaches with mentally disordered offenders. Care of the mentally disordered offender in the community, edited by Alec Buchanan, Lisa Wootton. Oxford university press.
Dawson J, Burns T (2017) Lowering legal barriers to transitioning mentally disordered offenders into general mental health care. Care of the mentally disordered offender in the community, edited by Alec Buchanan, Lisa Wootton. Oxford university press.
降籏志郎 (2004) 軽度発達障害児の理解と支援―子どもと家族への実践的サポート. 金剛出版.
平井愼二(2000)薬物乱用対策における取締処分と援助の連携のあり方. 法と精神医療, 第14号.
近藤恒夫 (2009) 拘置所のタンポポ　薬物依存　再起への道. 双葉社.
長崎地域生活定着支援センター (2009) 地域生活定着支援センター　運営の手引き. 平成20年度　厚生労働省社会福祉推進事業「受刑者およびその家族の不安を軽減し, 社会的困窮者を包み込む為の地域生活支援協働モデル事業」社会福祉法人南高愛隣会(コロニー雲仙). 雲仙市.
山本譲司 (2006) 累犯障害者. 新潮社.

4

司法関連機関とのつながり

1．はじめに

　地域連携の中，多職種協働で見守らなければならない困難事例の中には，触法行為に関わった事例が間違いなく含まれる。これは，医療観察法が施行された 2005 年以前においても同様であった。藤森（1998）は，医療観察法施行前の 1998 年に「触法患者に対するきめ細かな支援体制を，医療と福祉の両面から早急に整備する必要がある」と述べている。医療観察法処遇は，触法事例の治療の枠組みについて，1 つのモデルになりえるが，医療観察法処遇の対象になるのはこのような触法事例のごく一部であり，多くは保護観察所の社会復帰調整官のコーディネートなしに，医療機関が中心となって，連携を呼び掛けなければならない。

2．取締機関と医療の連携の歴史的背景

　平成 27 年度より，ストーカーの警告を受けた加害者の中で，メンタルケアを必要とするのではないかという疑いがあり，治療を勧めて同意を得られる者について，警察が医療機関を紹介する取り組みが始まった。
　この取り組みだけでなく，精神医療と警察などの取締側機関が同時に介在する場面がままある。しかし，そのような事態は必要であるとともに，精神医療，司法双方の専門家たちから時に警戒の対象にもなってきた。精神鑑定など裁判での

53

II 外部との連携

関わり以外の場面で，精神医療が司法とつながるということについて，一種のアンタッチャブルであるかのように思っている精神科医も多い。

　取締側と精神医療とのつながりの歴史は古い。まだ精神病院が整備されていなかった明治時代，精神病が疑われた者についての届け出等が警察の枠組みの中で定められていた。1875年の行政警察規則において，「路上に癲狂人あれば穏やかに之を介抱し其暴動する者は取り押さえ其地の戸長に引き渡すべし」とある。それ以前より，家族の中の精神病者を所謂座敷牢のようなところで生活させている事例が多くあり，これら私宅監置に関する届出は，1878年に警視庁布達として扱われた。その後も，精神病者を診るために巡回する医師が警察に指名されるよう決められていたり（1884年），私宅や病院に精神病者を監置する時には監護義務者が警察署を経て地方長官に願い出なければいけないと定められたり（精神病者監護法，1900年）と，警察が精神病者の処遇に関わってきた（中谷，2013）。これは，精神病者が病状のために不穏になり，市民の安全が脅かされることを防ぐことと，精神病者が保護すべき家族などから虐待されたり，財産を奪われたりされないようにする目的があった。精神病院が整備されずに，何の治療も保護も受けられない人が多かった時代，このことは余り問題にはならなかった。第二次世界大戦後の1950年（昭和25年）の精神衛生法に，私宅監置の禁止ともに現在の措置入院制度の中の警察官通報について定められた。しかし，その後精神病院設立ブームが始まり，措置入院等の非自発性入院の後に長期入院する人が増加していった。1964年（昭和39年）には，駐日アメリカ大使が精神病を患った少年に刺されて負傷したライシャワー事件が起き，精神衛生法は改正され，その後他害行為をした精神病者，犯罪行為を繰り返した精神病者の「保安処分」の是非が活発に討論された。患者の長期入院，虐待事件（宇都宮事件）が表面化したこともあって，弁護士会だけでなく，精神科医の組織の中でも賛否が分かれ，保留になったまま，平成時代になって池田小学校事件が契機となり，名前と形を変えて「医療観察法（心神喪失等の状態で重大な他害行為を行った者の医療および観察等に関する法律）」が公布されるに至った。

　このように，精神医療と警察は，歴史的に重なり合う部分を持ってきたが，それは，時に批判されたり，警戒されたりしてきた。

　2016年（平成28年）7月に起きた戦後最悪の大量殺傷事件となった相模原

市障害者施設大量殺傷事件は，加害者の精神状態と事件との関係は判明していない部分が多いまま，措置入院や精神保健指定医制度の見直しが検討されている。厚労省のホームページ上（https://www.mhlw.go.jp/stf/shingi/other-syougai_373375.html）の「相模原市の障害者支援施設における事件の検証及び再発防止策検討チーム」報告書において，関係機関の協力の推進が今後必要であるとされ，「地域の関係者（自治体，警察，精神科医療機関者等）の協議の場を設置する」ことが再発防止のために必要であるとされている。しかし，「警察との協議の場」という記載は，精神医療に社会防衛の意を付すにではないかという懸念につながり，論議を呼ぶ。医療機関と取締側との連携は，治療の同意，情報提供などの点から慎重にならざるをえない。

その後，措置入院制度の見直しが行われたが，このような中，我々の取り組みから，医療と取締側が連携する際の留意点，課題を考えるきっかけになれば幸いである。

3．ほっとステーションでの触法ケースに対する取り組み

医療法人社団ほっとステーション大通公園メンタルクリニック（以下ほっとステーションと記す）は，地域連携の下，多職種連携のチームで地域精神医療に取り組む多機能型精神科診療所である。多職種協働で，デイケア，就労支援，CRCT（Conditioned Reflex Control Technique；条件反射制御法），ケア会議，薬物療法，カウンセリング，外来森田療法等の治療ツールをその人に合わせて組み合わせ，実践している。

多問題，困難ケースについては，主治医，看護師，ソーシャルワーカー，生活保護課職員，保護司，児童相談所職員などの関係者が集まって当事者を中心にケア会議を持ち，情報共有とそれぞれの役割の確認，クライシスプラン作りなどを行う。ケア会議チームは，「応援団」としてのメッセージを当事者に伝えることができ，そしてケア会議の存在自体が逸脱行為のブレーキにもなりうる。

精神科デイケアのプログラムとしては，体力をつける運動系プログラム，芸術療法や作業療法等の芸術系プログラム，SST（Social Skills Training；社会生活技能訓練）やアンガーマネジメント，統合失調症や発達障害といった疾患別のプ

ログラム等の心理社会系プログラム，学習支援プログラム，就労支援プログラムなどがある。

　プログラムに関わる多職種チームを構成するスタッフは，看護師，精神保健福祉士のほか，医師，臨床心理士，作業療法士等である。当事者スタッフである「ピアサポーター」もグループホームやプログラム運営等に関わっている。

　触法者に対する取り組みとしては，デイケアの中で集団で行うもののほか，個別に行うもの，家族に対する支援がある。デイケアプログラムとしては，アルコール・薬物乱用者を対象とした院内のアディクションミーティングやテキスト（長谷川・平井，2016）を用いた学習会の他，盗癖をもつ触法者のミーティング，性的な逸脱行動に走ってしまう発達障害の人のためのミーティングも定期的に開かれている。

　薬物乱用者に関して取締側と行う面談については，ほっとステーションでは麻薬取締官が担っているが，このやり方を提唱した千葉県にある国立下総精神医療センターでは，麻薬取締官との面談ほか，警察官との面談も行っている（平井，2003）。

　このほか，前述のとおり，アンガーマネージメントやSST，就労支援，CRCT（条件反射制御法），生活訓練としてのグループホーム利用といった取り組みがある。
　ほっとステーションでは，グループホームを3つ運営しているが，その1つは，社会生活を阻害する何らかの嗜癖問題を抱え，CRCTに取り組みながら，社会復帰を図る専門のグループホームである。

4．他機関連携・ケア会議

　ほっとステーションの支援の連携先としては，医療機関，就労支援事業所，保護課，ハローワークといった援助側機関の他，保護観察所，麻薬取締官，警察といった取締側機関がある。
　また，ほっとステーションでは，2005年（平成17年）から，医療，福祉，司法が一堂に会して情報交換ができる場を作ろうと，「北海道で更生と再犯防止を考える会」を2カ月に一度開催してきた。会ではまずゲストスピーカーから1時

間半程度の講話があり，その後質疑応答，ディスカッションに入る。2016年（平成28年）度には，ストーカー対策について北海道警察からの講話もあった。本会の最大の特徴は，警察，麻薬取締官，保護観察所などの取締側の人たちと刑務所，少年院などの矯正施設の職員，社会で支援する医療，福祉，弁護士，当事者スタッフ，家族などが場を共有し，顔を合わせることができることである。

　この会が立ち上がってこの14年，医療観察法の施行，定着支援センターの立ち上げ，刑の一部執行猶予制度の導入など，政策上のさまざまな動きがあった。「北海道で更生と再犯を考える会」はこの都度，地域の顔が見える連携，ネットワーク作りに貢献してきた。

　更生保護関係者が多職種連携を活用する場合は，再犯防止を基本軸とした連携が必要で，その点で福祉・医療分野での連携とは異なると染田は述べている（染田，2012）。ケア会議において更生保護関係者と医療・福祉関係者が一堂に会することは触法ケースの場合はよくある。我々は，触法ケースの多くについて，抱えている精神的な問題が直接，観察的に逸脱行為につながり，この逸脱行為が法に触れる時に犯罪になると考えて対応する。最終的な目標はその人が本来の力を発揮して，周囲とつながり，納得して生きていけるようなリカバリーである。「今回は逮捕されたとしても，」いつかは回復するプロセスと考え関わっていくことが，支援者のモチベーションを維持させる。

　本人が参加する場合は，「多機関」対「本人」という構造にならないよう配慮が必要である（松下，2012）。ケア会議の持ち方については，本書「Ⅲ　ケア会議」で詳しく述べている。

5．CRCT 条件反射制御法

　CRCT（条件反射制御法）について簡単に説明する。これは，ロシアの生物学者であるパヴロフの条件反射理論（パヴロフ・川村訳，1975）に基づいた治療法で，2006年に国立下総精神医療センターで開発された（平井，2015）。薬物・アルコール乱用，ギャンブル，性犯，盗癖，繰り返す自傷行為，強迫性障害，ストーカー行為，PTSD等に適用される。もともとは薬物乱用者だけに適用されていたが，現在では，適用範囲が広がっている。

Ⅱ　外部との連携

　基本ステージで「制御刺激」を作り上げてから,「疑似刺激」作業,「想像刺激」作業のステージを経て維持ステージへというように，4つのステージを進んでいく。薬物，アルコール等の物質使用障害はこの4つの基本ステージを踏むが，そのほかの事例では，基本ステージは踏まない場合がある。

　パヴロフの信号学説によると，人間には二つの中枢があり，それらはそれぞれ第一信号系，第二信号系と称される。第一信号系には生まれつき持っている神経活動である無条件反射と，生まれてからの経験により定着する条件反射とがある。一方，第二信号系は人間以外の動物は持っておらず，意志，思考等に関わる神経活動である。

　社会的に逸脱した行動を反復して行い，それをやめたいと思い，やめる決意を持っているのに，その行動が生じる現象がある。第一信号系の特定の反射連鎖が強化され，強く作動することに基づく。また，第一信号系に抵抗して，第二信号系が動作を司ろうとする強さにもより，その抵抗の程度は，主体の種々の要素が関係する。しかし少なくないケースで，第二信号系よりも第一信号系の特定の反射連鎖がはるかに強くなり，逸脱行動が生じる状態まで強化される。

　そのようにして生じる逸脱行動に薬物・アルコール乱用，性犯罪の一部，盗癖，ストーカーなどがある（平井，2017）。

　やめられない行動へのアプローチ（カウンセリング，認知療法，説教など）の多くが第二信号系に対するものである。CRCTは，第一信号系の条件反射を主なターゲットにしており，同時に無条件反射にも働きかけうる。

　なお，CRCTの具体的技法に関しては，入院病棟のある下総精神医療センターと外来だけのほっとステーションとではやり方が異なる部分もある。

　院内では，CRCTを医師や臨床心理士が単独で行うこともあるし，医師，看護師など多職種が協働して実施することもある。「制御刺激」の回数を重ねるために，デイケア，グループホームなどで，複数のスタッフが声をかけたり，確認する。疑似作業では，看護師やピアサポーターが協力して実施する。

　CRCTは，残念ながらまだ全国的に実施している医療機関は少ない。一方，刑務所に服役中であったり，裁判中であったりする人たちの中には，CRCTを受けることを希望する人も多くおり，弁護士，定着支援センター職員を通してほっとステーションの治療を受けるための申し込みがある。そのような場合，刑務所

や拘置所に精神科ソーシャルワーカーや看護師が赴き，事前に面談を行うこともある。道外の医療機関に入院中にCRCT治療を受け，その後ほっとステーションで維持作業を続けながら社会復帰を目指す人もいる。この場合も，事前にスカイプなどを用いてケア会議を行う。

6．警察との連携：ストーカー対策

1）ストーカーは医療の対象になるのか

　犯罪行為自体が一般人からみて「尋常ではないもの」であり，尋常ならざる行為をする人は精神的問題を抱えていると理解されやすい。仮にそうだとしてもそれが治療の対象になるのかということとはまた別の問題である。

　ストーカーについても，あいまいなラインにあり，司法と医療の境界に存在しているがゆえに，どちらからも手が差し伸べられずにきた（小早川，2014）。

　ストーカー加害者に対する警察と精神科医療機関との連携については，現在のところ，まだあまり周知されていいないことに加えて，外来治療を受けるケースが多いこともあり，警戒や批判の的になってはいない。しかし，ここで述べたような歴史的背景から，医療機関と取締側との連携は，治療の同意，情報提供などの点から慎重にならざるをえない。連携の有効な新しい形を示せるかどうかは，今後にかかっている。

　相手の愛情を得るどころか嫌悪され，決して良い結果にならないことがわかっているにもかかわらず繰り返すストーカー行為について，平井は「生殖に繋がる接近行為の過作動として理解できる」と述べている（平井，2016）。ストーカーに生じることのある被害者に対する殺意は，生殖を促進する第一信号系の反射連鎖（パヴロフ・川村訳，1975）と対象が自分と接触しないことを把握した第二信号系の反射網の摩擦が激しい苦悩を生み」それが対象者への攻撃に転じたものとして理解できるというのである。

　北海道警察ではストーカーとして警告の対象になった者の一部について医療機関へ受診勧奨を行っている。これは全国的な取り組みである。文書警告の段階での受診は影山が重要性を述べている13)初犯防止のために有用である。受診を勧める際，医療機関へ治療の状況などを警察から問い合わせることがあることを

説明し，同意を得ている。

　Cupachらは，ストーカー行為の原因を4つに分類している（Cupach, 2004）。すなわち，①表現型のストーカー（被害者に怒り，嫉妬を伝えるためや求婚するためにつきまとう），②手段としてのストーカー（被害者への報復，脅し，コントロールのためにストーカー行為をする），③個人要因によるストーカー（個人の性格，精神障害，アルコールや薬物依存によるもの），④状況要因によるストーカー（失恋，離婚，誕生日，記念日，行事などストーカー行為者の環境変化が引き金になるもの）の4つである。

　これら4つの中で医療にかかりやすいのは③の個人要因によるストーカー（個人の性格，精神障害，アルコールや薬物依存によるもの）である。

　多くの人が「ストーカー」という言葉を聞いて連想するいわゆる「三鷹ストーカー殺人事件」のようなケースでは，加害者は治療に同意しないかもしれない。同意が得られないケースに重篤なリスクが残ることも否めないだろう。

　水野（2016）も指摘しているように，自ら進んで治療を受けることを望んでいる人間には，そもそも本来的に高い回復の可能性が認められるともいえ，やはり厄介で，問題としなければならないのは，治療の同意が得られないという場合なのである。

2）北海道警察からの依頼：ストーカー事例

　2015年（平成27年）からストーカー対策として，北海道警察からの依頼を受けたケースは，2017年（平成29年）11月までで26名になる。26名中22名が男性で，年代は20代，30代で6割以上を占める。精神科受診歴がないものは半数以上である。

　主診断については，適応障害，PTSDといったストレス関連疾患が9名で最も多く，その他，物質使用障害（アルコール依存），ADHD（注意欠如多動性障害），パーソナリティ障害，性嗜好障害，双極性感情障害，発達障害，認知症など多岐にのぼっている。あくまでも主診断なので重複している者もいる。例えば双極性感情障害とアルコールの問題を両方持っていたケースもあった。

　病態として見れば，通常の精神医療でもよくみるような事例が多くなっている。

　また，主診断がアルコール依存症ではなくても，アルコールの問題を抱えるケー

スが目立った。アルコールの問題を抱え，ストーカー行為にアルコールの影響がうかがえるケースは26名中9名にのぼった。アルコール問題に対するアプローチは，指導により節酒もしくは断酒に至った者が3名，節酒剤処方2名，アルコール問題に対するCRCT実施1名，院内ミーティング1名，指導したが，治療が中断してしまった者が1名，転院2名（重複あり）である。指導のみで節酒，断酒に至るようなケースは，物質使用障害としては比較的軽度であると思われる。

ADHDを含む発達障害を持つケースも多く含まれている。ADHDの場合は衝動性，自閉症スペクトラムの場合，こだわりや動機につながる本人の中の独特の論理が問題となる。十一は，知的障害のない発達障害者の場合，恋愛関係の微妙なやり取りの中では，本人の理解・予想を超える出来事に遭遇するかもしれず，そのうちに一種の混乱状態に陥り，一見すると動機不明のストーカーのような問題行動が現れることになると述べている（十一，2004）。

医療につながって3カ月の時点の経過を検討すると，医療につながったことで，当該事件に関しての問題行動もリスクもなくなった者が7名いた。警察が介入したこと自体で，（医療につながらずとも）すでに問題行動もリスクもおさまっていた者も3分の1以上いたが，一方で，医療につながった後でも当該事件に関するリスクは消失したにもかかわらず，性的逸脱，衝動行為など別のリスクが残っている者も少なからずいた。医療につながったが，当該事件に関するリスクがまだ消失していない者も4名いる。被害者と共依存関係であり，相談者がストーカー行為をやめても被害者がメールを何回も送って誘ってくるという問題が続いたケースもあった。

リスクを残したまま，治療が中断してしまったケースもあり，それらが今後の課題となる。

ストーカー行為は他害行為であるが，他害行為への強い衝動を持つ人は同時に自殺念慮も持っていることが少なくない。ストーカー防止は，他害行為防止と自殺防止の両方の意味合いを持つ（長谷川，2017）。

今後は，リスクを残したまま関わりが中断しないように取り組んでいきたい。

3）ストーカー対策の今後

ストーカーとして警告を受けた者に対して警察が受診勧奨を行い，同意を取っ

Ⅱ 外部との連携

た上で医療機関につなげる試み（図１）は，まだ始まって日が浅い。医療機関につながることで，十分とは言えないかもしれないが，アセスメントが行われてリスクを見守る目が増えることとなり，一定の抑止効果が期待でき，医療につながることによる初犯・再犯への防止効果もある程度有すると考える。

しかし，警察からの依頼を受ける精神科医療機関はまだ少なく，今後つながる医療機関が増えれば，受診する人の選択肢も多くなり，中断例も減っていくだろう。ほっとステーションの中断例の中には，初診時鉄道で２時間以上かけて来院したケースもあり，もっと近くに受診できる医療機関があれば，中断を防げたかもしれない。

法的な問題については，今後，警察庁と厚労省が法律の専門家などと協議してガイドラインを示した方が，現場は混乱が少なく，協力する医療機関も多くなると思われる。すなわち，警察からの問い合わせについて，いったんは同意したが，診療の場では同意しない場合，警察からの問い合わせの体制の期限などについてである。

我々は，CRCTやケア会議，薬物療法，グループワーク，カウンセリングなど複数のアプローチを組み合わせて，対象者に選んでもらい，多職種連携で取り組んでいるが，今後は，リスクを残したまま関わりを中断させないことが課題と言える。

また，前述したように，ハイリスクグループの多くが，精神科医療機関を受診すること自体を拒否していることが考えられる。「俺の頭はまともだ。おかしいのはあの女の方なのにあいつのせいで異常者扱いされた」と問題意識を持つどころか火に油を注ぐようなことにもなりかねない。

今後，アンガーマネージメント，CRCTなどについての特別な研修を受けた心理士，相談員，ソーシャルワーカーなどが面談をし，幻覚妄想や不眠，うつ状態で薬物療法や診断が必要になった場合に医療機関につなげるような仕組みを警察内に準備できるのが理想である。つなげる先は医療機関とは限らず，断酒会やAA，SA（性依存の自助グループ）などもあり得る。さらにこれらに取り組む専門家たちが協働で，地域でストーカー加害者のグループワークを行う場所を作ることができれば，なおよい。グループワークは，それが自助的な集まりであっても，集団認知行動療法的な取り組みであっても，心理教育的な学習会としての位置づけだとしても，「苦しんでいるのは自分だけではなかった」という気付きが

4　司法関連機関とのつながり

```
別記第1号様式（5の事項関係）
              同　意　書　（本人用）

私は，カウンセリングや治療が必要であるとの説明を受けた上で，

    （所在地）
    （医療機関の名称）        精神科医療機関

においてカウンセリングや治療を受けます。

　また，カウンセリングや治療を受けるに当たり，警察官が私個人に関する
情報を上記医療機関の医師に伝えることに同意します。

　さらに，上記医療機関の医師が，カウンセリングや治療に関する情報を警
察官に伝えることに同意します。

平成　　年　　月　　日

　札幌方面南警察署長　殿
                          住　　所：

                          氏　　名：

                          生年月日：　　年　　月　　日生（　　歳）
```

図1

生まれる。

　警察での個別相談，CRCT，グループワーク，医療機関での治療など複数の取り組みがあれば，ストーカー行為が止まるチャンスも増える。

7．検察庁社会復帰支援室

　2013年より地域によっては，検察庁の中に社会復帰支援室が設置された。生活困窮者や高齢者，障害者による反復する軽微な事件（無銭飲食等）で，服役しても出所後同じことを繰り返すことが明らかなケースは，治療に確実につながることができれば，起訴せずに社会で様子を見るという判断を下される場合が出て

Ⅱ　外部との連携

きている。地方検察庁社会復帰支援室におけるいわゆる入口支援の取り組みである。検察側から対象者に受診勧奨があり，検察側と医療機関と引き受け前に会議がもたれることもある。

　例えば，アルコールに絡んだ無銭飲食や万引きのために何度も服役してきた高齢のアルコール依存症者などが相応する。検察庁社会復帰支援室担当者が医療関係者の意見をきき，本人の治療を受ける意思を確認して医療機関につなげる。その後，あまり期間をおかずに，実際に治療につながっているのか，経過はどうなのか，医療機関側に確認があるが，長く経過を検察庁が追うようなことはない。

8．刑務所・地域定着支援センター

　益子（2017）は地域知着支援の対象者を3つのタイプに分けている。1つめは逮捕や受刑をきっかけに初めて治療や支援を受けて再犯することなく生活する人たちで，2つ目は逮捕や受刑をきっかけに初めて治療や支援を勧められたが拒否する人たち，そして3つ目は，治療や支援を受けたことがありながら，あるいは受けつつ触法行為などを行い，逮捕や受刑に至り，提供された内容に満足できずにトラブルを起こす人たちで，支援側は疲弊し，対象者は不適切な行為をエスカレートさせて再び逮捕されるという悪循環に陥るという。

　とはいえ，2009年に地域生活定着支援センターが全国の自治体におかれ，社会福祉士が刑務所の中から地域移行の準備をするようになり，それ以前に比して，更生と社会復帰の取り組みは大きく前進したといえよう。

　前述の検察庁の社会復帰支援室の取り組みが，"入り口支援"になり，この地域定着支援センターの取り組みは"出口支援"にあたる。出所後に適切な支援があれば，服役を繰り返さない可能性がある高齢者や障害者が，特別調整の対象になる。刑務所内の分類課職員（社会福祉士等の専門職で社会内で実務敬遠を有する職員が担当する）が申請し，帰住予定の地域の地域生活定着支援センターが準備を進める。グループホームなどの居住先と，治療を受ける医療機関に打診をする。出所後の支援が円滑に進むように，必要があれば，服役中に障害者手帳の申請あるいは更新の手続きを行うこともある。

　地域定着支援センターから要請があれば，ほっとステーションでは，対象者の

受け入れにあたって，刑務所内でのケア会議に参加することもある。このような，受け入れ前のケア会議を開催することは，重要ではあるが，ほとんど広まっていない。医療機関にとって，時間と職員の派遣という負担を受け入れることになるからである。受け入れにあたって，事前のケア会議に参加することに何らかの助成があれば，多くの医療機関にとって今よりも受け入れやすくなるに違いない。

9．保護観察所

1）薬物事犯

個々の対象者の状況や状態等に応じて，地域支援と保護観察所（刑事司法）の関与の強弱が随時変化できる体制が望ましいと考えられる（生駒，2014）。

ほっとステーションでは，違法薬物乱用歴のある人が通院を希望する場合，簡易薬物検出検査と取締側（麻薬取締官など）との時々の面談を必須条件として受け入れている。この取締側との連携の在り方については後述する。簡易薬物検出検査を導入することは，①治療がうまくいっているかの評価として，②治療環境に不必要な嘘や猜疑心が入り込まないために，③治療環境に違法薬物のやり取りが入り込むことを防ぎ，治療環境を安全なものにするため，我々にとってなくてはならないものである。

仮釈放後，刑の一部執行猶予期間などの保護観察期間は，保護観察所で簡易薬物検出検査を実施するため，医療機関では行わなくてよい（図2）。

仮釈放期間が過ぎてから，医療機関における麻薬取締官との面談および薬物検出検査の予定をたてる。

	必須	任意，選択
裁判中・保釈	簡易薬物検出検査	院内学習会・ミーティング CRCT 他
保護観察中（仮釈放後，執行猶予中）	保護観察終了の少し前から麻薬取締官の面談開始	院内学習会・ミーティング CRCT 他
上記以外	簡易薬物検出検査　麻薬取締官の面談	院内学習会・ミーティング CRCT 他

図2　ほっとステーションにおける違法薬物乱用者のための取り組み

Ⅱ　外部との連携

違法薬物乱用のために逮捕され，保釈中にほっとステーションにつながった場合，麻薬取締官は面談することはできないので，それ以外の取り組みである簡易薬物検出検査，院内ミーティング，CRCT等を提供している。

2）医療観察法

医療観察法では，保護観察所の社会復帰調整官が調整役を担う。医療観察法以外でも保護観察所の担当者はケア会議にも参加し，ブレーキとしての存在意義を示すことができる。

指定通院医療機関同士，指定通院医療機関と指定入院医療機関との連携については未だ不十分であるという声がアンケート調査などからも指摘されている（大鶴，2017）。

入院処遇中は比較的濃厚な治療環境であるが，通院処遇では治療・支援体制ががらりと変わることで病状が悪くなることが予想される。このために移行準備の段階で，通院医療機関との連携では，外泊や通院準備の回数を増やすなどが有効と思われる。通院開始までに，入院機関，通院機関双方のスタッフの協力体制を密にして，丁寧な情報共有が必要である（松原，2015）。

北海道には，2018年（平成30年）現在において，医療観察法指定入院医療機関が未だないため，最も近くて岩手県，遠くは沖縄県の指定入院医療機関からの移行ケースを受け入れている実態がある。ケア会議においても，試験外泊においても，遠方であることが大きな弊害になっている。ケア会議の開催については，スカイプ等を活用することで，開催回数を増やすことができる。

入院処遇から通院処遇への移行事例はもちろん，直接処遇においても，勾留と入院とで3カ月以上の一般社会から隔絶される事例が殆どである。このような閉鎖された環境から，自由はあるが刺激が多く，それなりの体力と生活能力を要する社会に出ることは，当然リスクも伴う。特に，通院処遇開始から1年間という期間は自傷，他害の両面においてリスクの高まる時期であり，より高密度のケアと観察が必要であることが示唆されている（安藤他，2014）。

移行通院処遇において，通院処遇開始と同時に精神保健福祉法で入院をする対象者は全体の約17％おり，その中の3分の2以上が91日以上の長期入院になっているという報告がある（安藤，2014）。これは，慎重に地域処遇をスタートさ

せようという意図の表れだろう。自殺未遂や病状悪化，逸脱行為など，入院処遇からの移行だけでなく，鑑定入院を経て社会に出てくる直接通院の対象者においても，地域処遇の始まりにおいては，不安材料が絶えない。しかし，医療観察法入院病棟ほどの厳重な管理下ではないが，精神保健法入院であっても，病棟内の生活である。つまり，自由はきかないが，守られた特殊な環境である。自分で用意しなくても食事が3食提供され，シーツの洗濯も風呂掃除もゴミ出しもやらない。人間関係も生活空間も狭い。入院生活が長くなると，体力も低下する。自由は限られるが，誘惑や刺激は少ない。しかし，いつかは，リスク，ストレスにさらされる地域社会に出て生活をしなければならないのである。入院中に短時間のプログラム以外はほとんど自室で過ごしていた対象者もおり，そのような場合は，決して多くない対人接触でも負担に感じることになる。

　医療観察法入院処遇の後半の社会復帰期は退院の準備をする期間になる。入院処遇中にリハーサルを行っていても，社会復帰の本番は地域処遇にある。入院処遇から通院処遇への移行について，より地域社会生活定着を意識したやり方を取り入れるべきである。精神症状が改善せずに薬物調整に時間がかかったり，受け入れ側の調整が難航したりしている場合は仕方がないが，これらの問題がクリアしていれば，もっと早期に退院を意識したアプローチを始めた方がよい。生活訓練において，調理実習などの生活能力を高めるプログラムはやったほうがやらないよりよいが，1週間に一度集団でシチューなどを作るより，アパートの台所で自分で納豆ごはんとインスタント味噌汁を用意できた経験などを重ねた方がよい。地域で行う方が実践的である。

　入院処遇中の必要なプログラムは回復期までに実施し，社会復帰期の一部は「仮退院」，「一時退院」のような形などで地域処遇を早期に開始することを検討することも一案である。心理教育的，もしくは集団認知行動療法の要素を持つ統合失調症プログラムもSSTも地域処遇でのデイケアでは，扱われる課題は当然地域生活により密着したものになる。

　多職種協働で支援に取り組むデイケアは，困ったことが起きた時にとりあえず誰かを捕まえて相談できるよろず相談所にもなりうる。地域に出たばかりの対象者は，さまざまな生活場面で動揺する出来事にぶつかる。「グループホームのシャワーのお湯が出ない」「薬を1日分なくした」「苦手な親類と会った」そんな時に，

Ⅱ　外部との連携

予約をして窓口で相談をするのではなく，とりあえずデイケアという場に行き，相談できる人を探すことができる。スタッフに相談しようとデイケアに来たが，デイルームで年上のメンバーに話をするうちに解決することも十分ありうる。

また，統合失調症モデルである医療観察法処遇に，薬物乱用者はなじまない。医療観察法の枠組みの中では，入院処遇を経た患者は原則地元に戻って生活することになる。しかし，それは，薬物の入手ルートに精通している土地に戻ることになり，入院処遇中に作成したクライシスプランにもそぐわないし，入院処遇中の認知行動療法プログラムの指導にもかなっていない。

医療観察法において，薬物乱用者は，精神保健法入院の枠内で物質障害者を治療するときに実施する標準の3カ月のプログラム＋地域の受け入れ調整の期間でもよいのではないだろうか。医療観察法においても，薬物乱用者等は別の枠組みを用意した方がよい。

10. 麻薬取締官との連携

ほっとステーションでは，違法薬物乱用歴があり，薬物乱用をやめるために受診予約を希望する電話を受けた場合，簡易薬物検出検査と麻薬取締官との面談を受けることを了承できる場合にのみ引き受けている。予約を希望するほとんどのケースがこれらを了承して受診に至る。

麻薬取締官との連携は，平井（長谷川・平井，2016）が提唱する"∞（むげんだい）連携"の基本形である。医療機関で実施する簡易薬物検出検査で違法薬物の陽性反応が出ても，直ちに通報せずに，二週間以上間隔をあけた時期に麻薬取締官との面談の予定を組む。取締官側は，関わりを持った薬物乱用者を援助側機関につながるように勧める。結果が陽性でも医療機関側から通報しないこと，しかし，取締側から問い合わせがあった場合は応えなければならないこと，麻薬取締官との面談を受けることについての説明を事前に口頭と文書で行い，同意を得ておく。医療機関が通報する体制は規制薬物の乱用者を地下に潜らせることになる（尾田，2016）。薬物乱用を止めるために受診しているわけであるから，謂わば主症状である薬物乱用があったからといって，安易に医療機関が取締側に通報することは非治療的である。この援助側が取締側からの刑訴法197条第2項に基づく紹介に

対して，あるいは機関相互の協定に基づいて対象者の同意を得たうえで，直ちに検挙されない形で情報提供を行う体制は，守秘義務違反にも抵触せず，援助側単独での欠点を補完する体制である。取締側と援助側が互いの役割を補い合って，有効なブレーキと支援の輪を作るのである。

前述したように，薬物乱用を止めるために，この他，院内学習会，ミーティング，CRCT（条件反射制御法）を選択肢として提供している。

11. 寅さん方式：地域循環広域ネットワーク

「刑務所に戻りたい」という動機で起こされた 2006 年の下関の放火事件や刑務所の実態を描いた山本譲司氏の著作(2009)などからが刑務所が最後のセイフティネットになっていることが話題になり，服役を繰り返す知的障害者等を本来の福祉の枠組みで支援しようと 2009 年（平成 21 年）より地域生活定着支援センターが各地に設置された。

その後多くの高齢者や障害者が服役を繰り返さずに支援を受けながら社会生活を続けているが，このような制度ができてもなお，支援の輪を自ら抜け出て刑務所に戻ってしまう人たちがいる。

ADHD や行動障害を持つ知的障害などで，1 つの土地になかなか腰を落ち着けて生活し続けられない事例が一定の割合で存在することは，触法事例の支援に関わる人たちの共通認識であると思う。

特に大きなきっかけがなくても日常生活の些細な行き違いにより不平，不満が増え，ある日突然失踪し，お金を使い果たして無銭飲食で逮捕され，留置場で支援者と再会に至るような事態もよく耳にすることである。

または，器物損壊，暴力行為等，わざわざ支援者が手を離さざるをえないような状況を作り出しているように見えることもある。

いずれにせよ支援者は振り回され，疲弊する。このような人に対しては，支援者もモチベーションを維持し続けるのが難しくなる。

もちろん，支援者に対する不満に際し，支援者側の問題については真摯に検討し，改善すべきところは改善しなければならない。しかし，表向きには，支援者に対して不満を述べていたにしても，それだけではなく，彼ら自身が 1 つのとこ

Ⅱ 外部との連携

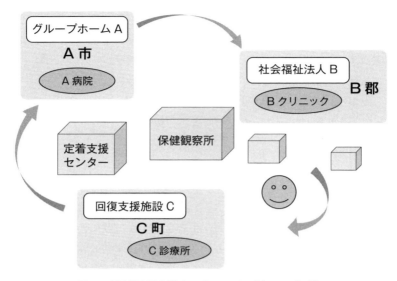

図3 地域循環広域ネットワーク（寅さん方式）

ろにいるのが難しいという性質を持っている場合がある。フーテンの寅さんに所帯を持たせて落ち着かせようというのが難しいように，そのような性質を持つ人にはその性質を受け入れて支援した方が無用な摩擦を引き起こさなくて済む。

　支援の入口の契約の段階で，6カ月ごとに支援の場の見直しを盛り込んでおく（図3）。そして，あらかじめ，ゆるやかに次の支援の場候補の支援者たちと連携しておく。その寅さん的な人は，6カ月経って同じ支援の場を更新してもよいし，次の支援の場に移るつもりで，6カ月経つ前から準備を始めてもよい。支援の場には，グループホームなどの住居，医療機関，就労やデイケアなどの日中の場を含む。

　厄介な人でも，6カ月限定であれば，支援者も陰性感情を出さずに治療的関係を保持できる可能性が高くなる。

　そして，自分たちの地域をより広域に理解し，連携を意識できる。困難ケースは，自分たちだけではなく，「地域」全体で診ていくべきであるし，その「地域」は，事例の特性と動きに合わせて，より広域にもなりうるのである。

12. おわりに：逸脱行為の受け止め方について

　統合失調症の幻覚妄想状態下，幻聴に左右されて事件を起こしたような，精神症状と犯罪行為との関係がはっきりと理解しやすいものとは異なり，発達障害，薬物・アルコール乱用などによる犯罪は，精神症状との因果関係がはっきりしないことも多い。そうすると，「精神症状はあるが，犯罪行動については警察へ」と捉えられがちである。しかし，精神症状が逸脱行為につながり，その逸脱行為が法に触れる場合犯罪になるといったケースが一定以上存在する。

　精神医療において，「再犯防止」を治療の目標の1つに打ち出すことには批判が多い。精神医療が治安維持，社会防衛のためにあってはならにという理念からである。そうした批判を受けることを覚悟しても，再犯防止を目標の1つに掲げたい。社会防衛的な意味ではなく，再犯はその人にとっても不幸であるはずだからである。精神医療を受ける人たちは，社会における精神科医療機関だけでなく，少年院，刑務所などの矯正施設にもたくさんいる。この現実を私たちは忘れてはいけない。

　かといって，目標はあくまでもその人の回復であり，逮捕や服役を避けることを目標にすることは取り違えている。とるべき責任があり，社会のルールに従って刑罰を受けることは避けられない。たとえ，ある時期の支援がうまくいかずに逸脱行為が続き，服役に至ったとしても，あくまでもプロセスである。何度か失敗を重ねていき，長く社会生活を続けられるようになるケースも多い。

　支援にあたっては，場所にこだわらず，期間にとらわれず，継続できる力を持ちたいと思う。

文　　献

安藤久美子（2014）指定通院医療機モニタリング調査研究．平成25年度厚生労働科学研究費補助金．障害者対策総合研究事業（精神障害分野）医療観察法制度の鑑定入院と専門的医療の適正化と向上に関する研究．
安藤久美子・中澤佳奈子・淺野敬子他（2014）わが国における触法精神障害者通院医療の現状—2005〜2013年の全国調査の分析から．臨床精神医学，43(9)；1293-1300.
Cupach, W.R. & Spitzberg, B.H. (2004) The Dark Side of Relationship Pursuit：From attraction to obsession and stalking. Lawrence Erlbaum Associates.

Ⅱ　外部との連携

藤森英之（1998）松沢病院における触法患者の実態―触法患者の入院形態の変更をめぐる問題．法と精神医療，第 12 号；1-17．
長谷川直実（2017）取締側と医療との連携―その有効性と課題．法律のひろば，vol.70(4)；46-49．
長谷川直実・平井愼二（2016）条件反射制御法ワークブック―やめられない行動を断ち切るための治療プログラム【物質使用障害編】．遠見書房．
平井愼二（2003）規制薬物乱用者への対応における取締処分との連携による援助職としての純化．日本社会精神医学会雑誌，12(1)．
平井愼二（2015）条件反射制御法―物質使用障害に治癒をもたらす必須の技法．遠見書房．
平井愼二（2016）進化システムの過作動による種々の疾病．条件反射制御法研究，Vol.4；17-27．
平井愼二（2017）行動原理と条件反射制御法（CRCT）の基本．第四回条件反射制御法関西研修会テキスト．一般社団えぞネット．
生駒貴弘（2014）更生保護における薬物事犯者対策の展望と課題．矯正講座，第 33 号；41-55．
影山任佐（2010）精神障害者の初犯防止に向けて．犯罪学雑誌，76(5)；130-133．
小早川明子（2014）ストーカーは何を考えているか．新潮新書．
益子千枝（2017）地域生活定着支援センターの入口問題と出口問題．犯罪学雑誌，83(3)；62-64．
松原三郎（2015）指定通院医療機関の治療機能の向上と多職種・多機関連携を効果的に行う方策に関する研究．専門的医療の普及の方策及び資質向上策を含めた医療観察法の効果的な運用に関する研究．平成 24 ～ 26 年度総合研究報告書．厚生労働科学研究費補助金障害者政策総合研究事業（精神障害分野）．
松下章久（2012）多機関との連携について．更生保護，平成 24 年 3 月号；42-45．
水野陽一（2016）パネルディスカッション：ストーカー被害者の保護と加害者の更生．講演録：ストーカー行為と依存．北九州市立大学法政論集，第 44 巻第 1・2 合併号；173-177．
中谷陽二（2013）刑事司法と精神医学―マクノートンから医療観察法へ．弘文堂．
尾田真言（2016）薬物自己使用等事犯者対策における刑事司法手続と医療の連携．罪と罰，53(2)；31-40．
大鶴卓（2017）指定通院医療機関の機能分化に関する研究．国立研究開発法人日本医療研究開発機構委託研究 長寿・障害総合研究事業 障害者対策総合研究開発事業（精神障害分野）．医療観察法における，新たな治療会い入法や行動制御に係る指標の開発等に関する研究．平成 28 年度総括・分担研究開発報告書．
染田惠（2012）生活環境調整における多機関連携．更生保護，平成 24 年 3 月号；13-16．
パヴロフ著，川村浩訳（1975）大脳半球の働きについて〈上〉―条件反射学．岩波文庫．
十一元三（2004）青年期以降の高機能広汎性発達障害．精神科臨床サービス，4；332-338．
山本譲司（2009）累犯障害者．新潮社．

5

その他の社会資源

　社会資源とのつながりは，支援の可能性を広げる上でも必要であり，周りに社会資源があるのであれば，それらとのつながりを求めていくのは自然なことである。多職種，多機能の医療機関では，スタッフも多く，規模も大きいため，いくつもの社会資源の役割を担うことも可能であるが，そのことによる弊害もあるし，限界もある。必要な資源を自ら作り出し担うというのも１つの方法ではあるが，その資源を地域の中から探し出し，本人のニーズに合うような形作りを一緒に行っていくことができると，さらにバリエーションに富んだ支援を行う事ができるようになる。また，いくつかの場所が本人にかかわることによって，抱え込み防止やお互いの支援を確認し合うことによる支援の質の向上も期待できる。

　地域の中に散らばっている事業所などの社会資源。それらを見つけ出し，その時に必要な形に組み立てることができるかどうかは，その後の支援がどう進んでいくかに大きく影響する。

　ただ，社会資源の一極集中は，課題の１つでもあるので，今後取り組むべきものでもある。

1．保護課とのつながり

　生活保護受給者を支援していく中で，保護課担当者と連絡を取り合うケースはそれほど多くはない。大多数の場合は，保護課とのやりとりは自分で行い，手続等で困った時に相談に来る程度である。ただ，困難なケース，金銭的な課題を抱

Ⅱ　外部との連携

えていて生活が破たんしそうだったり，就学や就労などに向けての動きがうまくいっていない場合などには，保護課と連絡を取り合うこととなる。
　このような場合は，本人を交えたケア会議に保護課担当者も出席してくれることも多い。普段はあまり交流のない保護課担当者が自分のことを知っていてくれ，応援してくれていることがわかると，支援者のそれとはまた違った力となるようである。本人，保護課，支援者が集うことにより，保護課担当者が本人の実生活や状態を知る機会となる。本人は今まではあまり身近ではなかった保護課担当者も，実は相談に乗ってくれる支援者の一人なのだということを発見できる。また，本人と支援者の関係の中に，公的機関である保護課が入ることにより，新たな動きを始める事もしやすくなる。保護課は経済的なかなめであり，生活していく上でのブレーキにもなりうる存在である。
　保護課担当者を交えてのケア会議としては，治療，引っ越し，就労，入退院，金銭問題，触法関係などがある。本人に必要な医療の提供，就労意欲の維持，生活の破たん予防，クライシスプラン作成などのテーマでのケア会議を行っていく中で，保護課担当者との情報共有をしながら，本人への評価や指導，条件提示などをしてもらう。医療機関の支援者と保護課の担当者とでは，本人に対する役割や支援方法は異なるが，お互いの立場等を認め合ったうえで，本人への支援を続けていけるような関係づくりや本人と保護課との橋渡しも行っていく。金銭問題であれば，本人や支援者それぞれが持っている情報を共有し，本人の状況を把握する。保護課からは保護費を支給している意味や条件など，本人や支援者が忘れかけていることを話してもらい再確認，共有する。それにより，本人の意識が変わることも期待できるし，現在の状況をどうにかしようというモチベーションも上がることもある。このようになると，支援者主体ではなく，本人主体の支援体制ができあがる。これは保護課とのつながりで得られる大きなものの1つである。
　保護課担当者の中には，ケア会議などへの出席を躊躇する人もいるので，こちらが区役所に出向いてケア会議や支援者会議を行ったり，困難ケースの場合は普段から連絡を取り合うことが大切である。保護課と本人の関係がうまくいかないのは，支援者と保護課との関係づくりや連絡がうまくいっていない可能性も探るべきである。
　本人を支援している保護課や医療機関，地域社会資源の担当者と顔を合わせると，それまでの電話やメールだけでのやりとりよりも大きな変化を期待できる。

2. 相談支援事業所とのつながり

　デイケアに繋がってくる時や事業所を探す時などに相談支援事業所と連携し，本人と一緒に手続き等を依頼することがある。経過が長く，いろいろな機関での支援を経ている人の場合，それぞれの機関がそれぞれに与えられた期間内での支援に力を入れている。しかし，次の支援機関に支援の場が移った時に，せっかくのそれらの支援が実らずに終わってしまうこともある。また，次の支援機関への移行に不安があると，支援者側の自機関での抱え込みや支援を受ける側の支援者側への依存や過度な期待，自信の喪失などにもつながりかねない。支援機関でのそれらの支援経過をつなぎ合わせて1つのケースとしてくれ，生活をコーディネートしている所があると，現在かかわっている支援者たちにとっても，もちろん本人にとっても心強い。支援者側は，本人の目標に向けたステップアップへの支援をしやすいし，本人も支援機関が変わっていく事により，ステップアップしている実感も得られる。さらに，自分の今までの経過が引き継がれており，それを把握し長期的なかかわりをしてくれている人が周りにいることでの安心感は大きい。

　これらの支援体制を続けていくためにも，何かが起きた時だけではなく，普段から定期的に連絡を取り合い，情報共有をできるような関係づくりが支援者同士には求められる。その際のコーディネーターとして，相談支援事業所への期待は大きい。

　病院やクリニックでも相談を受けることは多々あるし，相談支援事業所的な役割を担える医療機関も増えてきた。医療機関による相談業務は，自分と関わってくれる時間が長く，良い時も悪い時も知っていてくれているスタッフが話を聞いてくれるというのは，一つのメリットである。ただ，医療機関を変えると相談を受けることができなくなることも考えられ，本人の医療機関の選択肢がせばまるということも起こり得るし，前述のように支援のバトンの受け渡しがうまくいかない場合もある。

　どちらが良い悪いではなく，その利用者に対して，どちらがどのような役割を担っていくのが良いかを話し合い，役割分担をしていくのが望ましいと思っている。

II 外部との連携

3．ヘルパー事業所，訪問看護ステーションとのつながり

　ここ数年で，地域生活を続けていく中でヘルパー事業所に入ってもらっている人は増えている。また，自分の生活についてのアセスメントなどをうまくできておらず，ヘルパー事業をうまく利用できていなかったり，ヘルパー事業所が本人の疾患理解ができていないがゆえのトラブルの話も聞こえてくる。

　医療機関で行う訪問看護には支援回数に限りがあったり，デイケア等での関わりがあるがゆえに，メンバーが私たちに見せたくない生活状況もある。その際は，ヘルパー事業所に本人への生活支援を行ってもらい，前述のように支援がうまくいかない状況にならないよう，ヘルパー事業所と連携することもある。ヘルパー事業所は精神科に関する知識や経験が不足しているところもあるので，それにより本人もヘルパー事業所も困っていることがある。私たちがそこのつなぎ役として支援に入ることにより，直接訪問支援に入るよりも良い結果となる事がある。ヘルパー事業所が前線で動き，医療機関は後方支援の役割を担うという事である。

　ヘルパー事業所やケアマネとの情報共有や支援の方向性の確認などは，こちら側からの積極的な連絡から始まることが多い。訪問看護ステーションにおいても同様のことが言え，さらに，看護師の視点による専門的な報告書をデイケアや外来での支援で活用することができる。

　どちらにも言える事だが，本人のニーズとその事業所の提供サービス内容や得意分野などのマッチングをしっかりすることは大切である。これらの支援は，本人はあまり周りに見せたくない自身の生活の場に入ることになる。少しでも本人が安心してサービスの受け入れをできるような事業所選びは大切である。事業所の母体，規模，スタッフの性別，年齢などを考慮に入れる。また，他に利用している人がいるのであれば，その情報も考慮に入れて選択したい。

4．家族会とのつながり

　病院のスタッフに会いに行くのは緊張するというご家族の人は多いと思われる。精神科の場合は，家族はそこに通っている子どものために病院に来ることになる。そして，病院に呼ばれるということは，病院側が何か困っている時が多い。

そういう状況では，家族がスタッフに会う時間というのは，あまり楽しい時間とはならない。そこに，家族は来るべきであるという病院側の考えが含まれていると，なおさらである。

　ほっとステーションでは，家族とスタッフのつながりの場を積極的に作っている。家族会はいくつかの形態のものがあり，大小合わせて年に20回ほど行っている。また，個別の相談やケア会議に家族が参加することもある。

　一番規模の大きなものは，20〜50人の家族が参加する。そこでは，家族が参加しやすいように，また参加できない家族とのつながりを作るために，家族会の返信用紙や家族会の内容には工夫をしている。近況報告欄を設け，欠席する家族もスタッフに向けて発信できるようにしている。その内容によっては，スタッフから連絡をすることもある。

　私たちと家族の関係は，本人を含めた3者関係であるとともに，私たちと家族の2者関係でもある。子どもの相談だけではなく，家族自身の相談もしてもらえるような関係づくりは意識するべきである。よって，家族会を開く場合は，家族に元気になって帰ってもらえることを目的の一つとして考えておくと良い。家族会の主役は，目の前にいる家族である。そのような家族との関わりを続けていく中で，生活歴や性格など本人から聞いていた情報に，家族からの情報を肉付けすることができる。家族と話をすることで，自分は本人の事を知っているつもりであったが，実はあまり知らなかったんだということに気付かされることも多い。

　具体的には，家族会では10人くらいのグループを作ることが多い。性別や年齢，診断名などで分ける時や，事前のアンケートで希望を確認しておき，就労，病状，制度などのテーマで分ける場合もある。知識ではなく，対応を学びたい人が多い時は，SSTも行う。家族会の前には，スタッフのために家族心理教育やSSTなどの院内勉強会を行う事や，参加する家族の名札を用意する等，家族が安心して参加できるような気配りも大切な事である。

　ほっとステーションは，刑務所とのつながりもあり，弁護士や刑務官，医療や福祉関係者が集まっての勉強会も主催している。また，精神疾患を抱える触法者の支援も行っている。また，通院，通所中に服役に至ってしまった人もいる。自分の家族の中から逮捕者が出てしまうというのは，とても大きな出来事であり，ショックも大きい。そのような家族が集まる家族会（更生を願う家族の会）も開

催している。事件の事，服役中の事，出所後の事など，他の場では話題にしにくいことを話し，家族の思いを共有できる場となっている。

このように，家族会が継続して運営されていくと，スタッフが担っていた役割を家族の人たちが行うようにもなる。ほっとステーションでも，前述のこの他に，家族の中から選ばれた役員を中心に運営しているものもあり，家族だけが集まり交流しているものもある。また，現在は開催していないが，クローズドグループの家族SSTも行っていた。

家族会は，家族もスタッフもお互いを尊重し合いながら，一緒に学び，苦労や楽しみを共有し，また再会を楽しみにして終われるような場となれば良いと思っている。家族同士が仲間と感じられ，他では話せないようなことを話せる場となることが家族会の役割の1つであり，家族の孤立の予防にもなる。このように家族との関わりを続けていくと，こちらから家族への連絡などをしやすくなるのはもちろん，家族からスタッフへの電話や連絡が増えてくることになる。これは，その後の支援が大きく変わっていくという期待を持てる変化である。

5．グループホーム，ケアホームとのつながり

生活の場を知っている住居のスタッフとの連携により，日常の生活状況を知ることができ，全体的なアセスメントも行え，それぞれが見えなかった強みやニーズを照らし合わせることもできる。デイケアでの関わりの中からも，本人の生活を想像していくことは可能であるが，住居のスタッフが日常の関わりの中で持っている情報にはかなわない。そんな情報の宝庫との連携をしない理由はないだろう。

グループホームや医療機関で話し合いを行いお互いの支援場所を確認することにより，本人の周りで起きていることをもっと具体的に共有する事もできる。困難なケースであればあるほど，住居のスタッフとの連絡や関係づくりは丁寧に行うべきであり，どちらが主で従かということではなく，それぞれの支援場所で感じている事や見立てなどを述べ合うことができるくらいまでの関係づくりが，目標となる関係の1つである。

実際に一人暮らしを希望する人がいた場合，どれくらいの支援が必要なのかの

アセスメントは，過度な支援を防ぐためにも必要である。グループホームを探す場合は，体験利用をさせてくれるところなら，1～5泊くらいを2回以上行うことを推奨する。自立支援サービスを申請しておくと，体験利用料が少なくなるので，経済的な負担が小さくなる。実家からの独立である場合は，家族との連絡調整や情報提供も必要となる。

　グループホームなどの事をよく知らない家族も多いので，見学の際に家族も一緒に来てもらうと，安心することができる。また，家族とスタッフが顔を合わせることによって，入居後の連絡などがしやすくなり，家族と離れる事にはなるが，今までと変わらぬサポートを得られることをきちんとわかってもらえる。本人の今までのことを一番知っているのは家族である。その家族に，グループホームを探す時から入ってもらえると，地域生活の上でのリスクを減らせたり，探す時の優先順位を決めるのにも非常に助けられる。私たちではわからない条件，たとえば「保育園の近くはダメ」「通学路の近くはダメ」「年下のスタッフが多い方が良い」など，本人はあまり重要視していないが，今までの生活の中で家族が感じている重要な情報があるのとないのとでは，グループホーム探しは変わってくる。

　本人が地域で暮らしていく上で，不安な事や苦手な事などを本人，家族，支援者などで共有し，そのことを軽減できる立地やグループホームの体制などを重視して探す。入居してからしばらくしてからは，その苦手な事などを支援者らのサポートの元で取り組んでいくことにもなるので，それができるような体制作りも進めていく。服薬管理，金銭管理，生活支援などを利用しながらも，少しずつ支援の方法を変えていく計画も共有しておく。本人ができること，生活するスキルを高めることも目標の1つである。

　一人暮らしとは違い，グループホームは集団生活であり，支援者もいる。その支援者が得意としている分野や他の入居者の年齢層や性別，雰囲気などは，しっかりと調べておくのは重要である。また，住居と医療機関が連絡を取り合いやすい関係を作るのは，スタッフの大切な役割の1つである。それらの情報と，実際に見学や体験宿泊をした時の様子，家族の感想をもとに，本人と共に決めていく。

　このような過程を経ながら，最初に述べたようなどちらが主で従かということではなく，それぞれの支援場所で感じている事や見立てなどを述べ合うことができるるくらいまでの関係づくりを目指していく。

III

ケア会議

1

ケア会議とは？

1．はじめに

「ケア会議を開催する」というと皆さんはどんなイメージをお持ちだろうか？

開催したことがない人の中には，ちょっと大変そう，よく分からなくて怖い，等のイメージを持つ人もいるのではないだろうか。また，開催したことのある人の中にも，やり辛さや難しさを感じて，できればやりたくない，大変，と感じている人もいるのかもしれない。

私たちは，ケア会議はとても支援に有効な楽しいものだと感じている。この章を読むことで「ケア会議をやってみよう！」という気持ちになっていただけると嬉しく思う。

2．はじめてのケア会議

1）希望の地域生活を支えるためのケアマネジメントとチーム支援

どんな人にも，地域であたり前に暮らす権利がある。居心地のよい部屋に住み，十分な食事を摂り，社会的な活動や仕事を日課とし，苦労も喜びも味わいながら，自分らしい人生を謳歌する自由が私たちにはある。それは，精神障害を抱えた方々にとっても同じことで，障害の種別や軽重によって妨げられることがあってはならない。

しかし，不安定な病状，複雑な成育歴，生活上の困難，障害や疾患が背景にあ

る問題行動や服役の反復等，数多の困難が複雑に絡み合い，ひとりではどうにもならず苦しんでいる人はまだまだ多い。また最近は，就職や結婚，子育て等の明るい希望を胸に抱きつつも，どうしたら良いか分からず立ち往生している人も増えてきた。

　ひとりでは抱えきれない荷物も，たくさんの人で支えあえば持つことができる。一人ひとりに必要なサポートをケアマネジメントし，複数の社会資源の力を合わせチームで支えることで，今よりももっと多くの希望が叶う世の中を作れる可能性があるように思う。

2）困り感をスタートラインに

　とはいえ，複雑多問題を抱えたケースを実際に支援しなければならなくなった時，困ってしまう支援者も多いのではないだろうか？

　昨今，より良い支援を模索する社会の動きは活発で，制度のめまぐるしい進化や社会資源の爆発的増加が続いている。精神障害者の支援は，精神科医療が中心的な役割を担わざるを得なかった時代が長らく続いてきたが，今はさまざまな福祉施設や一般企業等，幅広い方々が支援に参画してきている。支援や社会資源の多様化はとても喜ばしいことだ。

　しかし一方で，変化の目まぐるしさに着いて行く大変さも否めない。多忙な業務と並行して，多様で急速な変化を学び続けることは相応の労力を必要とし，これまで接してこなかった異文化とコミュニケートする大変さにも直面化する。対応すべきご本人たちのニーズと，社会資源や制度の両方が一度に急速な変化を見せる中，どう支援して行けばよいのか頭を悩ませる支援者も多いのではないだろうか。

　困ってしまった時に，力不足を感じ支援を躊躇することもあるかもしれないが，実はそこがスタートラインであるような気がする。その「困り感」は，本人らが今まで感じてきた困難を理解し始めたサインではないだろうか。私たち支援者が支援を諦めたくなるほど，本人らの置かれている困難は大きく，これから進もうとする道は険しいのだ。そのことが理解できたことで初めて，本人らの気持ちを理解し，必要なサポートを一緒に考えることができるように感じる。

　そう考えると「困り感」を役に立てない手はない。今まで孤独に困ってきた本

人らにとって，同じ方向を見て一緒に困ってくれる存在ができたことはこの上ない力となる。本人らと一緒にどんどん困って，どんどん声をあげ，SOSを発信して欲しい。

　ケア会議は本人らの希望を叶えるための「応援会議」なのだが，行うことで私たちもまた勇気づけられることに気付くはずだ。本人らの力を信じ希望を叶えようとする試みそのものが，今後の精神科ケアの未来や私たち支援者の成長に繋がる。また，ケア会議を通じチームで支援しようとするプロセスによって私たち支援者のネットワークは強化されていく。取り組みの積み重ねは，地域を耕すことにつながり，地域全体，社会全体の支援の底上げにつながって行く可能性を含んでいる。本人を支援することで，本人らのリカバリーにつながり，私たちの成長につながり，より良い社会づくりにつながるのならば，こんなに楽しくやりがいを感じられる仕事はない。「困り感」の発露を好機と捉え，是非，ケア会議の開催を検討していただきたい。

3) 気をつけていること

　ケア会議の設定は，最初のボタンを掛け違えると良い結果を招かないので注意が必要である。

　例えば，本人側の話だけを聞いていると，登場人物が悪者に思え，本人に肩入れしたくなってしまうことがあるかもしれないが，そんな時でもまずは事実確認から始めた方がうまくいくように感じている。

　蓋を開けてみた時に，本当に「悪者」が存在することは意外に少ない。本人にストーリーがあるように，登場人物たちにもそれぞれのストーリーが存在する。いろいろな背景が絡み，情報，知識，サポート等の不足に起因した，ボタンの掛け違えを生じていることがある。否定的なメッセージは知らず知らずのうちに相手にも伝わるものだ。そうなると相手は心を閉ざし，本来手を繋ぐべき支援者達が対立構造に陥る危険性がある。手を繋ぐべき相手同士がいがみ合うことは，ご本人の支援と利益に逆行することに他ならないので慎重で謙虚な姿勢を忘れてはならない。

　また，元々の支援チームがあることも多い。視野狭窄に陥ると，存在自体を見落としたり，本人の話からすでにチームが解体している，機能していない，等と

早計に判断し支援を始めがちとなるため、慎重に状況を把握すべきである。いたずらにスタンドプレーをすることで、ご本人や支援チームを混乱させることは避けなければならない。

3．ケア会議開催にあたって

1）不安をサポートする

　開催の目的を、ご本人と、よく話しあうところから始めると良い結果に繋がり易い。本人らにとってケア会議への参加は怖さを伴う。ほとんどの方が緊張し、「支援者達がよってたかって自分をジャッジメントしてくるのではないか？」等の不安を持つ。ご本人に「応援会議」であることを理解して貰い、不安をサポートした上で、各支援機関に参加の呼びかけを始める。

2）誰がコーディネーター役を務めるか？

　コーディネーター役の選定はケースによって柔軟に対応する。病状を地域で支える際には医療機関主催が良いであろうし、就労支援事例では、生活・就業支援センター、障害者職業センターやハローワークへ依頼するのが望ましいかもしれない。触法事例や医療観察法事例では保護観察官や社会復帰調整官等が役割を果たしてくれることが多い。

　現状の支援チームの機能不全に介入しなければならないことも想定されるが、この時は本人が信頼しSOSを出すことができた支援者が、本人の想いの通訳役として召集する方が上手く行くように感じている。

3）開催場所、日時の設定

　開催場所の設定も、目的に合わせて柔軟に設定するとスムーズでより良い効果につながる。主治医の参加が望ましい場合は主治医療機関、就労が主眼の場合は各就労支援施設や職場、生活支援が主眼で家族等の参加が望ましい場合はご本人宅で開催しても良いかもしれない。また、各機関が集まり易く、部屋の確保がしやすい機関で行うのも良い方法だと思う。

　また、私たちは「精神科医療」なので、「ケア会議」という名称に馴染みがあ

るが，他領域と連携する際は名称を変えた方が，開催趣旨や理念が伝わりやすいことが多い。例えば，他領域と協働するときには「チーム会議」，就労領域では「支援会議」，本人のリカバリーをバックアップする際は「応援会議」，ケア会議への抵抗感が強い場合は「○○さんを囲む会」とし，支援者達のことも「応援団」と称するなど，ネーミングに工夫を凝らすようにする。

4）呼びかけの範囲

呼びかけの範囲であるが，状況に合わせて工夫すると良い。関係者が多い場合，全員が一堂に会すことは難しい。その時に重要な役割を果たす支援者のスケジュールを優先して日程を組むと良い。参加が難しいメンバーには事前に状況や意見を聞いておき，会議に反映させるようにする等工夫する。

5）事前準備

限られた時間の中で効率的に進めるためには，ある程度の事前準備をしておいた方が良い。事前準備をご本人と行うことができれば，本人・支援者双方の緊張をほぐす効果も生まれる。

新しく支援チームを構築する目的のケア会議開催に当たっては，現状の課題と今後の希望をどう新しい支援者たちと共有していけたらより良いのかをご本人と話し合っておく。本人の希望へ向けての支援の必要性を理解して頂く下支えとして，ご本人のこれまでの経過を記した資料を用意し，本人の同意を得た上で共有するのも効果的である。

本人の意思を尊重しながら事前準備を進めることができれば，本人の自尊心を高め，今後の変化へのモチベーションを育み勇気づける，重要な支援プロセスの一つとなり得る。

4．ケア会議の進め方

1）会議の主役はご本人

ケア会議は本人の利益のために行われると非常な有用な支援ではあるが，開催理念を間違えると，不利益となるばかりか，傷を負わせる「副作用」があること

を十分に理解して開催する必要がある。ケア会議はご本人のリカバリーを目的とした「応援会議」であり、ケア会議の一番重要な参加者はご本人である。関係者のみの会議はともすればアンチストレングスモデルに陥る「副作用」を孕むため、主役であるご本人のいない会議は原則行うべきではない。関係者のみで情報の共有や話し合いが必要な時は、前半関係者のみで行い、後半にご本人に入って頂く形で進めると良い。

　はじめに状況や開催目的に関して確認し、チーム全体で共有する。この際、コーディネーターの説明はなるべく簡略なものに留め、ご本人に自分で話して貰えるよう「語り」を促すサポートに回る。ご本人が話すのが大変な場合は、折に触れて本人の意思を確認しながらコーディネーターが代弁する形をとる。コーディネーターと本人のより良い関係性や関わりをケア会議の中で示すことができれば、本人との関わりに悩む支援者への良いロールモデルとなり、今後の関わりへのアイディアを提供できる可能性もある。

2）チーム全体のアセスメントとメンテナンス

　次に、各支援機関から状況を伺う。ご本人が各支援者に見せている顔は一様ではない。例えば、医療機関で病的な側面が目立つ方が、就労先では意外と頑張れていることは多く、そうやってバランスを取っているのか！　と気付かされることは、非常に今後の支援に役立つだろう。

　また、状況と同時に、支援者の想いや苦悩も語って貰うようにする。これは、支援システム全体のアセスメントとメンテナンスにも役立つ。自機関が困っている時は、率直に想いを伝えるとサポートが得やすい。困っている機関や、疲弊している機関があれば、苦労をねぎらい、サポートできることがあれば互いに支え合うようにする。

　会議の進行は、ご本人のみならず、参加した支援者を含むチーム全体に対しても、ストレングスモデルをベースに関わり、頑張りに着目し、より良い理解と変化への材料を提供できるように心掛ける。特にチームの機能不全に介入する必要のある時には、チーム全体の支援力の向上を目指したコンサルテーションの視点を大事にすると良い。ケア会議自体がチーム全体をエンパワメントするものとして機能できれば、自然と本人も参加支援機関も、良いアイディアを出してくれる

ように感じている。

　また，各社会資源の特性を良く理解するよう心掛ける。それぞれの特性・専門性を理解することで自然と役割分担が決まってくることも多い。時には現場に特別な事情があったり，担当者が新人さんであったりすることもあるだろう。本人に個別性があるように，各資源・各支援者にも個別性があることを踏まえ織り込みながら，フレキシブルな連携を図っていけるとより良い。

3）互いに補完しあうシステム作りを

　チームはそれぞれの支援者がプロフェッショナルとして機能することはもちろんであるが，もう少し柔軟な側面があって良いように感じる。役割や枠組みがあまりに縦割りすぎると，狭間に取りこぼされる課題ができてしまう。彼らのリカバリーのためにオーダーメイドの支援チームを組んだ筈なのに，そのシステムに合わせて本人の希望を押し込め削ることになってしまっては，支援者たちが本人をジャッジメントしスティグマを与える本末転倒な事態に陥ってしまう。各支援者が，重複する知識やスタンス，領域を持つように心掛け，互いに補完し合えた方が，有機的で温度のある支援につながるように感じている。

4）ホワイトボードの活用

　ホワイトボードを活用すると効果的な場合が多い。視覚で参加者全員の共通理解が図れる良さはもちろん，ご本人に認知の難しさや発達障害等がある場合，視覚情報の効果は大きい。

　ホワイトボードへの記載に当たっては，頑張りに着目し，ポジティブにリフレーミングして記載する等，言葉の選択や表現方法にも十分配慮する。

　終了後は，ホワイトボードを写真で撮影すると，そのまま記録となる。ホワイトボードに記載しきれなかった分はパソコンで文書化し，参加メンバー，参加できなかったチームメンバーに配布し，共有を図ると，有機的で柔軟なチーム運営の継続に役立つ。

5．精神科医療機関としてのチーム参画

　本人の生活史や障害特性の理解，医療知識の不足により困っている支援機関は多いが，情報提供する前に目的をよく考えて行うようにする。医療の専門家へ行う医療機関同士の情報提供と，生活や就労のことを多職種で話し合う支援チームへの情報提供では，必要な情報が大きく異なる。過去の不安定な病状を詳細に伝えすぎることで腰がひけてしまう医療機関がでてしまうと，ご本人に不利益となる。それよりも，未来志向でご本人が自分の希望を持つに至ったプロセスや，これからの支援体制，現在の病状と今後配慮を必要とすること等，医療機関として彼らの希望をバックアップするスタンスで行うと良い。また，支援者が全てを代弁するよりも，本人が自分のことを語れる支援を行い「通訳」役として機能した方が良い結果に繋がり易い。

　精神科医療は外から見ると薬物療法や入院加療のみを行っていると誤解されやすいが，良質な精神科医療は本人の人生を診る視点を持ち，精神科療法と両輪で生活領域全般への支援を行っている。精神科医療は，他資源を黒子的にサポートし，支援の隙間に手を差し伸べることができる可能性を秘めているように思う。

　また，精神科スタッフとしてチームに参画する際，「通院を続ける限り応援することができる支援機関」であるという意識を持つことが必要である。病状悪化時や，退院時，一人暮らしや就労の開始時等，集中介入が必要な時にのみ目が向きがちで，一時の大変さが済んだらいつの間にか支援が自然終了してしまうことも多い。しかし，大事なのは長く希望の生活を安定して続けることだ。悲喜こもごもの出来事を経験し，生活環境や人間関係が変わり，年を取り，希望が変化する等，長い人生にはいろいろなことが起こる。それは障害のあるなしに関わらないが，精神障害を抱える方々は困難さの程度と頻度が大変になりがちなのだ。長きに渡って緩やかにつながり見守ってくれる支援機関があると，とても心強く，その存在自体が勇気となりサポートとなるように思う。

　これは，障害者雇用の就労定着支援でも活きる視点のように感じる。病気が完治したから就職した訳ではなく，一定の生き辛さを抱えながらご本人らは仕事を続けている。離職へのクライシスは実は職場内ではなく，生活面から引き起こされることが多い。各福祉支援機関には支援の終結や，法定のフォローアップ期間

図1

		【参考】ケア会議を開催する際の『5W2H』
いつ	When	リカバリーの希望が生まれた時，困りごとが起きた時，本人ひとりでは難しい課題にチャレンジする時 etc.
どうして	Why	どんな理念でケア会議を開催するのか？　本人のためであることが大前提。
何を	What	何のテーマでケア会議を開催するのか？
誰が	Who	チーム参加者の選定。コーディネーターは課題に応じて選定。支援システムの不全への介入等の際は，本人の権利を擁護してくれる信頼のおける支援者にする等工夫する。
どこで	Where	課題の主体に応じて開催場所を設定すると良い。アクセス，部屋の都合，参加が望ましい支援者の都合等も考慮する。
どのように	How	支援のための具体的な方法をチームで検討する。
どれくらい	How long How many How much	必要な支援の量，頻度，かかるコスト等を検討する。必要な期間に関しては，集中支援期を過ぎた後の維持期や，再度必要が出た際の支援の方法等に関しても事前に決めておくと良い。

があるが，精神科は本人らが通院して来る限りつながっていられる。これだけ就労支援制度が充実しても，稼働年齢終了までの長きに渡って細く長く定着支援を行える相談機関は現状ではほとんどない。医療スタッフは就労支援に腰が引けがちなことも多いが，精神科医療にしかできない就労支援があるという視点を矜持にケア会議に出向いてほしいと願っている。

6．おわりに

一人ひとりのリカバリーに必要なものは，それぞれ違う。ご本人達の希望もさまざまである。リカバリーモデル，ストレングスモデルで，ご本人達の希望を中心に据えたパーソンセンタードの支援を行うことが重要である。

誰かに有用であったものが，そのままそっくり他の方には適用にならない。既存の支援の枠や制度に彼らの希望を押しこめずに，使えるものは何でも使い，既

Ⅲ　ケア会議

存の「道」がないなら一緒に開拓する気持ちで支援に取り組む。希望に向けての支援では必ず何かしらの「道」が開けるものだ。支援者が最初に諦めてはいけない。これからも，一人ひとりに合わせた，オーダーメイドの支援をケアマネジメントしていく姿勢と気概を忘れずに，ケア会議を開催するように心掛けていきたい。

2

依存症・触法事例でのケア会議

ホワイトボード・クライシスプランの活用

1．登場人物

①本人：田中雅博　②主治医　③通院先PSW　④グループホーム
⑤B型作業所　⑥保護課　⑦地域定着支援センター　⑧保護観察官

2．本人設定

● 田中雅博（45）知的障害，アルコール依存症。生活保護。

アルコール依存症の父，水商売の母の元に出生。小学校高学年時，母が蒸発して以降，父と2人暮らし。不十分な生育環境であった上，学習にもついてゆけず，いじめにあい不登校がちであった。

中学校卒業後，土木関係の住み込みの仕事に従事していたが，酒で問題を起こすようになり解雇。本人は「親方」と慕っていたが，実際は生活の面倒をみてやると言い含められ小遣い程度の賃金で搾取されていた様子。

母に対する想いが強く，女性への思慕の念が強い一方で，しらふでは上手く接することができない。人恋しくなるとスナックへ行き，生活保護費を早々に飲み代等に浪費。生活に困窮すると，酒や食べ物を万引きしたり，無銭飲食に至る。複数回の服役を経験している。

服役中に同衆から話を聞き，特別調整を希望。地域生活支援センターのコーディネートにより刑務所内でケア会議が開かれ，出所後の支援体制が話し合われた。

Ⅲ　ケア会議

　出所後はグループホームへ入居し，精神科医療機関へ通院しながら，作業所へも通所していた。

　生活が安定してきたように見えていた矢先，スナックでの無銭飲食におよび，緊急ケア会議の開催に至った。

通院先 PSW：お忙しいところ，田中雅博さんのケア会議にお集まりいただきありがとうございます。

　最初に，みなさんにお話しいただき，状況の確認をしていきます。ホワイトボードも参照してください。

> ホワイトボードの活用が有効です。
> 情報の整理・共有に役立つ他，撮影・印刷し記録として使うことも可能です。

保護観察官・地域定着支援センター：警察から保護観察所に，田中さんがスナックで無銭飲食をしたと連絡が入りました。お店の方は，お金を払ってくれるなら事を大きくしないとの意向です。

田中雅博さんケース会議　#3　平成27年7月11日（火）
　　　　　　　　　　参加者：ご本人・田中さん，保護課，B型作業所，グループホーム，保護観察官，主治医，PSW

（状況）
　スナックで無銭飲食したと警察から保護課に連絡が入った。店主は支払えば大事にしないとの意向。
　自助は1カ月前から，作業所は一週間まえから行けなくなっていた。

（現在の状況の確認）
B型　→　週5回，早朝からの体を使う施設外就労。
　　　　仕事は頑張っていたが，一週間前から無断欠勤。
GH　→　作業所が忙しくなり，食事・イベント等不参加。
　　　　抗酒剤の服薬管理が中断になっていた。
観察官　→　再飲酒は遵守事項違反
　　　　　続くようなら最悪収監の可能性
PSW　→　自助，依存症グループ，面談等，不参加だった。
保護課　→　保護費を窓口で分割支給にしている。
　　　　　精神科通院を指導している。

（田中さんの気持ち）
・社会復帰・仕事への焦りがあった。
・オーバーワークによる疲労状態で
　自助から足が遠のいていた。
・疲れると飲みたくなる。
・ひとりでご飯を食べるのは寂しい。
・刑務所にはもう戻りたくない。

（前回のケア会議からの変化）
・作業所が週5日に増えた。
　早朝からの体力を使う作業に代わっていた。
・疲れて自助に行けなくなっていた。
・面談や治療プログラムも休んでいた。
・人と話す機会が減り，ひとりの時間が増えていた。
・GHで朝ごはんを食べなくなっていた
　（抗酒剤が自己管理になっていた）

（今後の方向性）
・オーバーワークにならないように調整する。
　作業所の時間・仕事内容の調整を行う。
・抗酒剤の服薬管理を復活
　朝ごはんの後に，共同スペースで飲む。
・自助グループ，面談，依存症治療グループへの参加を再開する。
・クライシスプランを更新する

図1　モデル会議ホワイトボード

保護課：生活保護費を早々に飲み代に使ってしまうことを防止するために保護費を窓口で分割支給にしているので，金ならある，保護課に払って貰ってくれ，と店や警察に言ったみたいですね。

通院先PSW：通院・治療状況について簡単に説明します。通院当初は，外来の他に，依存症の治療プログラムに参加していました。そこで出会った方と一緒に，自助グループにもつながりました。

　作業所の仕事が終わった後，毎日夜に通っていましたが，ここ1カ月は足が遠のいていたようです。

　PSWとの面談にも，院内の依存症治療プログラムにも来られていません。

田中：もうお酒飲みません。仕事も自助もちゃんと行きますから。刑務所だけは許してください。

通院先PSW：みんな責めるために集まっているわけではありません。田中さんは精神科に通院し始めて，はじめてアルコール依存症という病気だとわかりました。どうやったら病気が良くなるか，田中さんらしい生活を送れるか，応援するための会議なので，一緒に考えていきましょう。

> 支援者が協働しながら応援する姿勢が大切。「応援会議」や「〇〇さんを囲む会」等と呼ぶこともあります。

田中：はい，お願いします。

B型作業所：田中さんは3カ月前から通所しています。

　最初は作業所内の軽作業を週2～3日でしたが，一か月前から週5日に増え，公園やテナント清掃，ポスティングなど早朝から施設外の仕事を開始しています。一週間前から急に無断欠勤して心配していたところです。

グループホーム：田中さんは一年前から入居しています。最初は，共同スペースでの食事やイベント等，他の入居者とも交流がありましたが，自助と作業所が忙しくなったからと，最近は参加できていません。そのため，食事時に服薬管理していた抗酒剤が，途中から自己管理になっています。

通院先PSW：一通りみなさんに状況を伺ったので，ちょっと整理してみましょう。田中さんは，週5日作業所に行って，毎日夜は自助に参加していました。それが，1カ月前から自助に行かなくなって，作業所もここ一週間休んでしまっていました。

田中：根性を入れなおして，また同じように頑張るから大丈夫ですよ。
主治医：「同じように」が本当に良いのか考えてみましょうか？　自助にはどうして行かなくなっちゃったの？
田中：作業所から帰ったら，夜の自助にもう一回出かけるのが嫌になるんですよ。朝から晩まで動いていると，年だから体もしんどくて。
主治医：グループホームでの食事やイベントに出なくなったのはどうして？
田中：がむしゃらに頑張って早く社会復帰しないといけないと思って。
主治医：田中さん，治療プログラムで，疲れすぎたり，一人で居すぎたりするのは，依存症に良くないって勉強したの覚えていますか？
田中：えっと，「HALT（ハルト）」ってやつですか？　「腹をすかすな，怒るな，ひとりになるな，疲れるな」でしたっけ？　確かに……。夜に一人で飯食ってたら無性に寂しくて，くたびれたし酒でも飲んだら元気になるんじゃないかと思っちゃって……。ダメだダメだと思ったけど，気づいたら止まらなくなっちゃっていました。
主治医：疲れすぎないようにして，一人の時間を減らして人との関わりを増やして行ったほうが良さそうですね。スケジュール全体の見直しをしてもいい時期かもしれません。
外来PSW：先生からのご提案がありました。皆さん，何かアイディアはありますか？
作業所：仕事の内容やシフトを変更しましょうか？　早朝のシフトを外したり，体力的に厳しい仕事を減らすこともできます。午後から出勤でも良いですよ。また，事前に言ってもらえれば仕事は休んで大丈夫です。依存症の治療に必要なことがあったら，そちらを優先して下さい。
グループホーム：朝ごはんをグループホームで食べられるなら，抗酒剤の服薬管理も再開できますね。月１回のイベントにも，また参加して，みんなと過ごす時間を増やしましょう。
主治医：仕事が休めるなら，治療プログラムやPSWとの面談も再開しましょう。
外来PSW：治療プログラムの日に合わせて面談できますよ。
田中：ありがたいですけど，心配です。死ぬ気で仕事しないと，俺の歳だと，社会でやっていけないんじゃないかって……。

2 依存症・触法事例でのケア会議　ホワイトボード・クライシスプランの活用

保護課：精神科通院は保護課からの指導の一環で，田中さんが生活保護を受けている間は従う必要があります。今の田中さんにとっては，依存症の治療をきちんと受けることが一番の仕事ですよ。

> 保護課や保護観察所等の抑止力をブレーキとして活かしていくと効果的。

保護観察官：また刑務所に戻りたくはないんですもんね？

地域定着支援センター：今まですぐに刑務所に戻ってしまっていたけど，いま頑張れているのは必要な支援を受けて，ちゃんと依存症の治療もしているからだと思います。
　　　せっかく応援チームができたのですから，相談しながらやっていきましょう。

田中：はい。これからもよろしくお願いします。

外来PSW：では，次回のケア会議の日程を調整して，今日は終わりになります。田中さんと「クライシスプラン」を更新したら，今日のホワイトボードと一緒にみなさんにお渡しします。

> 次回日程を調整しておくとスムーズ。何かあったときだけの開催ではなく，期間を決めて定例にすることの効果も大きい。

グループホーム：トイレに貼っていましたっけ？　新しく張り替えるの手伝いますよ。

> 病状悪化、再犯等の重大なリスクが想定されるケースで作成されることがある。居室内のよく目にする場所にクライシスプラン（危機管理プラン）を掲示しておいてもらうと良い。

田中：はい。お願いします。
　　　皆さん今日はありがとうございました。

〈POINT〉
①主治医の参加が望ましい場合は本人の通院先を会場にする，仕事のことなら職場で行う等，ケア会議の趣旨に合わせて開催場所を変更する，交通の便や時間等，集まり易さも考える等，臨機応変に状況に合わせて工夫するようにする。
②毎回，支援者全員が揃うことは難しい為，必要な支援者を中心に集まると良い。参加できない人からは事前に情報や意見を確認しておき，ホワイトボードの写真や，ケア会議の記録を，参加できなかった支援者にも送付し共有するようにする。

Ⅲ　ケア会議

③事前に関係者間で打ち合わせが必要な際は，前半関係者会議，後半ご本人を入れて行う。本人不在で支援の方向性を決めることはせず，本人と協働して共通の目標に向けての支援を行う。

④ケア会議の開催を嫌がる当事者も多い。本人の希望を大事にリカバリーモデルで「応援会議」として開催することで抵抗が減らすことができる。また，トラブル時，緊急時のみの開催ではなく，期間を決めて定例で行う効果も高いケースも多い。

⑤各機関の専門性を活かしつつ，本人に合わせたフレキシブルなサポート体制を組むことが必要。支援の都合に本人を押し込まないようにする。互いの特性を理解しつつ，カバーしあうと上手くいきやすい。

2　依存症・触法事例でのケア会議　ホワイトボード・クライシスプランの活用

田中雅博さん　クライシスプラン　#2

	症状・状況	自分の対処行動	支援者のサポート・対処行動	田中さんの支援者たち
普通の状態	よく眠れる	頑張っている自分をほめる。	頑張りを見守る。応援する。	札幌保護観察所 保護観察官 011-261-9×△○
	3食ちゃんと食べている			
	人と話すのが楽しい			
	スケジュール通りに生活している			
	お金を使い過ぎない			大通公園メンタルクリニック デイケア ほっとステーション 011-233-5×○△ (24時間365日つながります)
	抗酒剤を飲んでいる			
自分で対処可能	朝起きれず、朝ごはんをぬく	仮眠をとる、早めに寝る等	声をかける。	
	自助グループを休みたくなる			
	人と話すのがめんどうになる	体を休めるようにする	相談に乗る。	
	体が疲れる。ため息が出る。		アドバイスする。	
	正直に飲みたいと話せる	診察・面談・自助等で話す		
自分で対処が難しい状態	自助に行けなくなる	疲れを取る方法を相談する	電話等で声かけを行う	B型作業所 はまなす 011-233-3×◇☆
	通院しなくなる		必要に応じた、在宅訪問や訪問看護	
	仕事を無断で休んでしまう	気持ちを話すようにする	オーバーワークの場合は休養を促す	
	ひとりで行動したくなる		眠剤等、服薬調整を行う	グループホーム ハスカップ 011-641-7×◇○
	相談せず、勝手にスケジュールを変えたくなる	話しやすい支援者に	服薬の声かけを行う	
	抗酒剤を飲みたくなくなる	正直に気持ちを話す・相談する	頭ごなしに否定せず、話を聞いて	区役所　保護課 011-△☆○-2400
	部屋でお酒をのんでしまう	ほっとに電話する	一緒に考える	
	飲んでいることを内緒にしたくなる			
自分でどうにもできない時	酒が止まらなくなる	正直に話す。夜間休日は緊急電話に相談。	緊急ケア会議の開催。	
	決めたルールに従わず、好き勝手する	自分の考えで動かず	強力な医療的介入。	
	スナックへ行き飲酒してしまう	支援者の指示・指導に従う	精神科入院の検討。	
	借金してしまう。	同じことを繰り返し	保護観察所から強力に指導	
			(保護観察取り消し・収監の恐れあり)	
	生活に困って、万引きする	今の生活を失い、今までの頑張りを無駄にしても良いか、よく考える	保護課から強力に指導 (借金・通院について)	
	酒を飲んで、喧嘩等のトラブルを起こす		必要に応じた訪問看護	
	所在不明になる（自宅におらず電話にも出ない）	心配してくれる支援者・仲間の顔を思い浮かべる	捜索願いの提出を検討する	

3

就労支援事例でのケア会議

ケア会議によるより良い支援の可能性

1．考えてみよう！
——より良い支援のためにできることは？——

　リカバリー主体の就労を応援するために，私たち支援者には何を大切にし，何をすべきだろうか？　仮想の就労支援事例を通して，今よりももっと良い支援にするためにできそうなことを考えてみたいと思う。

2．登場人物

①本人：吉田美羽　②主治医：環公嗣　③通院先 PSW：松山千晴
④移行スタッフ：中島美雪　⑤職業センター：松岡雅博
⑥ハローワーク：秋本貢

1）吉田美羽さんプロフィール

　28歳。アスペルガー症候群。精神障害者福祉手帳2級。父母との3人暮らし。音大中退後，19歳で精神科を初診。弦楽器が堪能で，現在も不定期ではあるが，市民オーケストラの活動に参加している。結婚し育児中の2つ上の姉に対する憧れが強く，「普通になる」ことが希望で，飲食店や製造業等の職歴が複数ある。
　専門学校中退後，思春期ころから生きづらさを感じ始める。誤解されやすく，いじめや男性教師からの過度の叱責を経験。10代後半から20代前半まで，過量

Ⅲ　ケア会議

服薬，リストカットを繰り返した。葛藤を家族にぶつけ，父母が巻き込まれ疲弊しがち等の問題があり，22歳の時に精神科に1カ月入院したことがある。

　現在は一時の激しさはないが，一定の生きづらさは継続している。

　「空気を読むのが苦手」な自分や，過集中や過緊張から来る疲れやすさが悩み。興味を抱いたものに対する集中力の一方で，メリット・デメリットをバランスよく吟味することは不得手で衝動的に行動し，後悔することも多い。

　現実への恐怖，過敏さもあり，インターネットやメディアからの情報を調べては混乱しがち。身体化しやすく過敏性腸症候群，婦人科症状も出やすい。

　今回，就労に向けてハローワークに自分で相談に行き，みどりのコーナーへ登録。移行支援の利用を勧められた。

　支援者が今後の方向性に悩み，今回初めて医療機関も参加してのケア会議を開催することになった。

2）移行支援

- 現在の支援の中心。
- 障害者雇用に向け，障害者手帳の取得を提案し，取得済み。
- 将来，家を出たいとの希望も聞かれ，障害年金の申請も提案したが，本人は乗り気ではない。
- 通所を安定させるために，生活改善指導中。
- 一旦不穏になると，相談頻回，長時間に及ぶこともあり，感情の表出や希死念慮等の対応に苦慮。
- 本人が受診同行の提案を拒否するため，困っている。

3）職業センター

- 職業準備支援を実施
　　職業適性検査
　　模擬就労場面
- ジョブコーチ支援を予定。
- 『ナビゲーションブック』（障害特性理解と説明のため）の作成も提案し，作り始めていた。

- 移行からの情報や適性検査の結果から，対人接客を避け，障害者雇用でルーティンワークの仕事を探すよう提案している。

移行（中島）：移行支援の中島です。皆さんよろしくお願いいたします。
　それでは，まず状況の確認をしていきます。まず，私から移行支援の状況を説明いたします。
　吉田さんは，ハローワークのみどりのコーナーの紹介で，半年前から移行支援の利用を開始しました。
　通所してから，オススメして障害者手帳も取得されました。
　イベント関係や飲食関係の，派遣やアルバイトが主な職歴で，これからのお仕事のイメージが付かないようでしたので，職業センターの適性検査の利用をしていただきました。

ハロワ（秋本）：ハローワークのみどりのコーナーの秋本です。今後の就職活動を応援します。よろしくお願いいたします。

職セン（松岡）：職業カウンセラーの松岡です。
　適性検査の結果，吉田さんは
- 一つの業務に集中し過ぎて全体が見渡せなくなる傾向や，苦手な業務への集中困難
- 注意が飛びやすく，優先順位が混乱し，ミスに繋がる傾向
- 考えをシンプルにまとめるのが難しく，報告連絡相談に時間がかかる

等の障害特性があることがわかりました。
　これらのことから，品出しや倉庫内作業のような，ルーティンワークへの従事が障害特性に合っていることをご本人にフィードバックしています。
　吉田さんは，手帳の取得を機に，うつからアスペルガー症候群に診断が変わったばかりと伺いましたので，『ナビゲーションブック』の作成もご提案しています。障害の理解を促進し，今後の面接や就職場面に活かして行ければよいかと考えています。

移行（中島）：当初からモチベーションも高く，一年以内の就職を目指して通所されています。
　興味ある仕事はやりすぎて疲れる一方で，注意が飛びやすくミスが目立つ

Ⅲ　ケア会議

こともありますが，おおむね作業訓練には問題がありません。就職準備プログラムにも意欲的に参加されていました。それが最近は，調子を崩して，面談の希望が多くなっています。

　ご本人は「叫び発作」と呼んでいるのですが，ご自宅で大声を出したり，お母さんにネガティブな相談を繰り返してお母さんを疲れさせてしまいお父さんと口論になったり，頓服や睡眠薬を多く飲んでしまったり，といったお話がよく聞かれるようになってきました。希死念慮もあるみたいなので，聞いていてとても心配になります。

　市民オーケストラの練習後，特に不調になると話されていたので，休むことを提案しているのですが，コンサートもあるし休みたくないと言うし，受診同行しようか？　と言っても「ついてくる意味がわからない」と言われるし，ちょっと困っています。

職セン（松岡）：センターには，クローズで働きたいと希望される電話がかかってきています。理由を聞いても私たちには教えていただけませんでしたが，発達障害をオープンにしての就労への恐怖や抵抗感を口にしていると，移行の中島さんからはお聞きしています。まずは体調を整えて，障害特性とマッチングする障害者雇用やＡ型への就職をおすすめしているところです。

　私たち支援チームとしては，まずは病状の安定が優先ではないかと懸念を抱いています。それもあって，今回初めて主治医療機関の方に参加をお願いした次第です。病状や就労の可否について，環先生のご意見をお聞かせ願えませんか？

Dr（環）：吉田さんは通院当初から，うちのＰＳＷの松山と定期的に面談をしています。面談で一緒に状況の整理を行ったようなので，まずは吉田さんのお話を伺ってはどうでしょうか？　吉田さんお願いできますか？

本人（吉田）：一般で就活したいんです！

　えぞ楽器の店員さんの募集とかライラック企画の音楽イベント企画部門の求人が出ているの見つけたので受けたいです！　受けてもいいでしょうか？　お願いします。

PSW（松山）：PSWの松山です。吉田さん，打ち合わせしたように，そう思う理由を皆さんに説明しましょうか？

本人（吉田）：あ，すみません。

　発達障害に関する物騒な事件の報道が怖いんです。市民オーケストラの人たちも発達障害のことをいろいろ悪く言っていて，怖くてしょうがありません。障害者雇用で働き始めたら，ずっとばれないようにビクビクしながら生きていかなければいけないんでしょうか？！　そんなの針のムシロだし，私，結婚して子どももほしいんです。

PSW（松山）：ネットでも検索すると止まらなくなって，怖くてパニックになるっておっしゃってましたよね？

本人（吉田）：そうなんです，最近は家に帰るとずっとネット見ちゃうんです。母には発達障害だから事件を起こすわけじゃないよ，報道のされ方に問題があるんだよ，っていつも言ってもらえるんですけど不安が収まらなくて……頓服飲んだり，寝ないと移行に行けないと思って眠剤飲んだりしてみるんですけど……全然効いた感じがしません。

　世の中怖いことばかりで，死にたくなります。ホント，早く死にたい。

PSW（松山）：「死にたい」って，吉田さんにとってはどういう意味なんだっけ？

本人（吉田）：「この辛さがなくなって欲しい，死にたいくらい辛い」っていう意味です。昔みたいに本当に死のうとは思ってません。

　そう説明しないと，「吉田さん用語」の意味を知らない人は怖くなるよってPSW松山さんから聞いて，そうなんだ！　本当に自殺すると思われちゃうんだって分かってビックリしました。

　ある時から移行の中島さんが，病院同行ばっかり勧めて来るようになって，あんまり話を聞いてくれなくなって，私，学校の時とかみたいに嫌われちゃったに違いないと思ってたんですけど，もしかして心配されてたんでしょうか？

PSW（松山）：そうかもしれないですね。ところで，吉田さんは，移行の中島さんには不安をぶつけちゃうみたいだけど，センターの松岡さんや，ハローワークの秋本さんには，やらないよね？　それは理由がありますか？

本人（吉田）：環先生は別だけど，男の人には元々相談するの怖いんです。お父さんとか学校の先生に言っても何馬鹿な事言ってるんだ，止めろって，怒られるだけだったから。それに，移行の中島さんは何でも話していいよ，いつ

Ⅲ　ケア会議

でも相談して下さいって言ってくれるから大丈夫だと思って。

　これも，松山さんに医療の人じゃないとちゃんと説明しないと心配させるだけで，言いたいことが伝わっていないかもしれないし，仕事できる体調じゃないと誤解されることもあるかもしれない，って教えてもらってビックリしました。そんなこと考えもしなかったです……。

Dr（環）：吉田さんは今までの辛い経験から自分のことを周囲に伝えることにとても慎重で，いつもはお母さんや医療機関，親しい一部の友人等，できるだけ限られた方にだけ話すという対処法を実践されてきました。今回は安心できそうな女性の相談相手が増えたので，移行の中島さんにもいつものように加減せず不安をぶつけてしまったみたいですね。

　吉田さんは，環境によって動揺しやすいところがありますが，これは投薬で根本的に解決できるものではなく，彼女の障害特性から来る生きづらさなのだと考えていますので，今後も上手な対処法を磨いていけたらよいと思います。

　現在，吉田さんは物騒な報道等の環境に一時的に過敏な状況なので，頓服を増やす等の調整を行ってはいますが，吉田さんに合わせた進め方と環境調整ができれば，仕事に向けてのチャレンジは十分可能だと考えています。

　今日は吉田さんの今後の応援の仕方を皆さんに一緒に考えていただければと思います。よろしくお願いいたします。

本人（吉田）：えぞ楽器やライラック企画の求人の件も検討してください。よろしくお願いします！

> 今後，どのようにすれば，
> 今よりもより良い支援につながるでしょうか？
> 考えてみましょう！

IV

事例

1

ケア会議

1．モデル事例

ひきこもりから本人のニーズに合わせたケア会議—多職種の関わり—
ほっとステーションでの支援実績を基に1つの支援モデルを提示する。

A氏：統合失調症　20代男性
家族構成：両親　同胞なし

1）病歴

　小学校から高校までは普通学級で学んだが，小学校高学年頃からいじめにあって登校できなくなった。中学入学後から視線恐怖が出現した。2年生後半からほとんど登校できなかった。高校でもいじめに遭い不登校に陥り，その後ひきこもるようになった。高校は2年時に中退となり，その後「監視されている」「盗聴されている」と言った妄想が出現するようになった。ひきこもりが続き，母に連れられて近隣のA病院を受診し，薬物療法を開始し，いったん精神病症状は軽快したが，怠薬により症状が再燃し，再びひきこもるようになり幻聴や被害妄想の悪化のためA病院で数カ月の入院治療を受けた。退院後，両親と外出したり，A病院デイケアへの通所にもつながったが，再度ひきこもりになり通院治療も中断してしまった。その後親類の紹介で当院へつながった。

Ⅳ 事　例

2）受診・訪問看護

　初診時の症状は幻聴，注察妄想の他に自分の心の声が周りに聞こえている等の考想伝播といった精神病症状があった。外来受診には，母が同行しなければ受診に来るのが難しかった。また受診以外の外出は難しく，訪問看護が開始になった。最初は訪問しても自宅にこもっておりドア越しで会話し，本人と会えないことが多かった。何度か訪問し続けていくうちに顔を出して，会話ができるようになり，公園へ散歩に行ったり，カフェへ同行したりした。また会話している中でカラオケが好きなこと，パークゴルフやスケートが得意なことがわかり，それらを外出支援として提案し，導入となった。訪問看護での外出支援や服薬確認等を続けていくうちに徐々に症状は安定した。

3）デイケア導入

　訪問看護を導入後，顔見知りのスタッフとは会話ができるようになったため，主治医の勧めでデイケア内の同じ疾患を抱える人たちで構成されている統合失調症グループへ参加した。最初は緊張した様子で発言はあまりなかったが，周りの話をよく聞き，熱心に参加するようになった。その後は精神病症状がある程度消退し，デイケアの料理系や物作り系プログラムに参加し，対人コミュニケーションも増えていった。

4）事業所通所

　デイケア通所を開始し半年経った頃に，本人から自分でお金を貯めて好きな物を買いたいと希望を話すことがあったため，就労を目標としてPSWと面談を行った。A型事業所見学同行後，朝起きられるか，仕事に集中できるか等不安なことは多かったが，一緒に対処法や通所するにあたって起こりそうな問題等を話し合い，体験通所を経て正式に通所となった。

5）ケア会議実施・チーム支援

　A型事業所の通所が開始してからは，スタッフやメンバーとの交流は良好であったが，一方で自分のことを悪く言われているような幻聴が再燃した。その後事業所を休みがちになったが週1・2回のペースで通所は継続していた。ある日

事業所スタッフからレクリエーションに参加してみないかと誘われ，途中まで行ったが再度幻聴が出現し，参加できなかった。その後も事業所へ通えない日が何日か続いたが，本人としては事業所通所を継続したいと思っていた。

以前から，事業所スタッフに自分の意志を伝える方法や体調不良時の対処法がわからないと話していたこと，事業所へ行けない日が続いたため，通院先PSWから事業所スタッフに連絡をとり，状況を説明。また当院のスタッフが職場訪問し，様子を確認した。本人へ事業所のスタッフへ直接伝えてみようと提案し，A氏，PSW，Ns，事業所スタッフでケア会議を開催した。

ケア会議の中で本人から「体調不良と言っても，相手にどう伝えたらいいのかわからない」「事業所で困りごとがあった時のスタッフへの相談方法がわからない」「長く続けていくためにはどうしたらいいのかわからない」などと症状の説明や相手に伝える際に言葉を選ぶのが難しい等の発言があった。緊張した様子で言葉につまる場面もあったが，直接顔が見える状況で伝えられたことで，事業所スタッフへも本人の気持ちが伝わり，また関係者・本人で情報共有できたことで通所再開につながった。

ケア会議後，事業所スタッフとA氏が定期的に仕事についての面談をしたり，支援者間でA氏の疾患の特性や何かあった時の対応について話し合いをした。また，数カ月に1回でケア会議の開催を継続し，職場訪問も定期的に行った。

現在は通所日数も増え，安定して事業所へ通所している。他利用者から頼られることも多くなり，人間関係も良好である。A氏は不安な面もあるが，人から頼られていることが仕事へのやりがいに繋がっていると話している。

同時に外来通院回数は減り，月1回の訪問は継続しており，就労定着支援，家族支援を目的にA氏を取り囲む環境調整を行っている。

6）考察

ひきこもり生活が長期に渡り続いていたためデイケアにはすぐにはつながらなかったが，訪問看護を導入したことでゆっくりと関係性を築き，話せる人を増やしていけたのが本人にとって有効的であったと考える。また，統合失調症グループに参加したことによって，同じ疾患を持っている人達と触れ合い，自己理解や障害とうまく付き合っていくためのきっかけになったかもしれない。就労につな

Ⅳ 事　例

がるまでにさまざまな葛藤はあったが，人と一緒に働くこと，人から必要とされたり，何かを任されたりすることで自己評価の認識にもつながった。さらに安心して働ける場，相談できる人がいる場ができたことが失敗しても見離されないと修復可能な関係性があるという認識の変化にもつながったのだろう。

　本人とコンタクトが取れない時も，家族との連絡が密にとれていたため，A氏の不調時の状況等を知ることができ，医療と連携が取れていたと言える。

　自分の障害と向き合い地域で生活していくために，医療につながり，訪問看護・デイケア・事業所へと地域にひろがりリカバリーができているのは本人のニーズを見逃さず，他職種チームとして迅速に対応できたからだと言える。また，事業所のスタッフや当院以外の多機関と連携して支援できたことで，それぞれの視点からの支援ができたと考える。

　地域社会で自分らしく生活するための支援には，普段からの信頼関係の構築に加え，本人の目的に応じたケア会議等，柔軟な対応が求められる。

2

リワーク

1．はじめに

　リワークでは，スタッフはもちろん他の利用者，職場の上司など利用者本人を取り巻くさまざまな人との関わりの中で，単なる復職へ向けた取り組みにとどまらない，ドラマチックな物語が日々展開される。うつなどで不調をきたして休職あるいは離職するというのは人生における大きな危機に直面することといってよいが，一方で大切な岐路に立っているともいえる。これを契機に今後の働き方，ひいては生き方が良い方向に大きく変わっていく可能性があるからである。当リワークのスタッフは森田療法の示唆をひとつの後ろ盾としつつ，日々直接関わり，あるいは見守りながらその物語に立ち会うことになる。

2．大通公園リワークオフィス

　「大通公園リワークオフィス」は，うつ病を主とする休職者および離職者を支援することに特化した精神科デイケアである。その基本的な役割は，職場復帰に向けて心身を慣らす機会を提供することで，自宅療養から職場復帰という急激な環境変化に対応する手助けをすることだ。札幌の中心地のオフィスビル内に職場空間を模した部屋をいくつか設けて，それぞれを10人から20人のクラスとし，そこに毎日朝から夕方まで通ってもらい，体力づくりの運動プログラムやうつ病等の治療・再発予防に役立つ心理教育のプログラム，あるいはコミュニケーショ

113

Ⅳ 事　例

ンスキル向上を図るコーチングプログラムなどを提供し，職場復帰しても再発せずに働き続けられるよう援助する。

　当リワークの特色のひとつは，森田療法をベースとしたアプローチを用いていることだ。「この症状や不安さえなければ」というクライエントの態度に焦点をあて，症状や不安を取り除くべきものとして扱わず，どうつきあっていったらよいかということについて考え，行動していくことをめざす。不安とはよりよく生きたいという「生の欲望」の裏返しである，という気づきを促しながら，不安を持ちながらいかに生きるか，についての検討を深めていこうとする（立松，2005）。

　また森田療法では「精神交互作用」と呼ばれる悪循環モデルを治療の柱として用いるが，うつ病の治療においては，完全主義ゆえにネガティブな自己認知をする，それに基づいて回避行動あるいは過剰ながんばりをしてしまう，それがうまくいかないためにまた落ち込む，という悪循環が起きやすいため，これを打破することが重要なポイントとなる。そのカギは，「かくあるべし」という完全主義的，強迫的な生き方への気づきと修正（北西，2005）にある。当リワークにおいても，ささいな失敗も許されない，完璧でなければいけない，と非現実的な理想像を描き，自身の現実とのギャップに悩んで落ち込んでいると思われる利用者は多い。休職という挫折体験を契機に，良い面も悪い面も包含したあるがままの自分を見つめ，育てていくことが重要な目標となる。

　当リワークではこのような森田療法に基づいた考え方を，医師や臨床心理士などによる講座形式のプログラムを通じて学んでもらうと同時に，クラスごとに配置される担当スタッフ（臨床心理士，看護師，精神保健福祉士，作業療法士などがそれを担う）による個別面談や毎日互いに記載し，やりとりする個人日誌も活用しながら，理解してもらうよう取り組んでいる。

　また担当スタッフは必要に応じて職場や主治医，家族などとも連携を図り，職場復帰を総合的にサポートするコーディネーターとなる。当リワークでは，他医療機関を主治医とする利用者が半数を超える。日ごろのリワークでの様子で気づいたこと（不調の兆しや，回復ぶりをうかがわせるエピソードなど）があれば，手紙などで主治医に随時報告し，治療に役立ててもらうよう努めている（廣瀬，2014）。

本稿では筆者が経験した事例をもとにした，当リワークでのモデルケースを紹介する．職場や家族との連携が治療におおいに役立ったと考えられたケースである．

3.〈事例〉女性会社員Aさん
―――「がんばりすぎ」への気づき―――

Aさん：女性　30代　うつ病
家族構成：両親　同胞なし

1）病歴

大学卒業後，現在所属の会社に入社．営業職として持ち前の積極性，責任感の強さ，明るい性格を活かしておおいに活躍していた．入社10年が近づき，指導的役割も担うようになり徐々に業務量が増え，朝から深夜にわたるような多忙・激務が常態化した結果，うつ病を発症し精神科クリニック通院を開始した．

2）当院（大通公園リワークオフィス）利用開始

初診後約3カ月の自宅療養を経て，主治医のすすめで大通公園リワークオフィス利用開始となった．リワーク開始当初の面談では「これだけがんばっても，会社は評価してくれない」と涙ながらに話していたが，しばらくすると，「他のリワーク利用者の話を聞いたら，もっと激務の会社や休職制度の整っていない会社はたくさんあり，自分は恵まれている方だと知った」と話し，まずは自身の治療が大事，と徐々に気持ちの整理がついていった様子であった．

3）個別面談による課題と方針の整理

その後面談を重ねる中で，Aさんには何事も完ぺきにこなす理想の上司がいて，その人のようになろうとがんばりすぎ，その結果体調を崩し，理想が遠のいてさらにあせる，という悪循環になっていることが見出された．実は，過度にがんばってしまうAさんの傾向は，リワークの中でもはっきりと再現されていた．必要以上に他の利用者やスタッフの手伝いを買って出て，またそれをてきぱきとこなす場面が目立っていた．しかし，当初はそのような傾向に対する自覚がない様子で

IV 事　例

あったので，いかにこの課題に気付き，今後に向けて考え方の軌道修正を図っていくかが治療の最大のカギとなると考えられた。

　筆者はAさんに対し，見出された悪循環とリワークでのがんばりすぎを指摘しつつ，森田療法でいう「かくあるべし」，彼女の場合は何事も完ぺきであらねば，と考えがちな傾向について面談を通じて繰り返し気づきを促した。するとしだいに，「職場ではいつも自分を元気に見せようと思ってしまって……上司や同僚は，私の不調に気づかなかったと思う」などと話し，自身の課題に徐々に向き合うようになっていった。

4）リワークスタッフと上司，および両親との面談

　リワーク開始から2カ月後（この時期はまだ復職の時期を定める以前の段階であった），職場側の提案により上司がリワークに来所することになった。この時行なわれた上司，本人，筆者の三者面談は治療の大きな転機となった。上司から「休まず，つっぱしりすぎだったよね」と指摘され，筆者との面談の中で気づき始めていた，無理にがんばりすぎるという自身の傾向がここで裏付けられる格好となり，この課題に取り組まねばならないというAさん本人の決意が固まった様子であった。さらに，自分では気づかれていないと思っていた心身の不調に，上司がちゃんと気づいていたという事実もここで明らかになった。上司や同僚が，じつは心配しながら見守ってくれているということに気付き，彼らがむしろサポーターであるということがわかったことで，会社に対する不信感がなくなるとともに，復職に向けての希望も見出されることとなった。

　また，しばらくして両親もリワークに来所し面談することになった。「家でも，無理に夜中まで仕事をしていたね」といった両親からのお話は，上司との三者面談での話し合いの内容と重なるもので，本人の課題がさらにはっきりとすることとなった。同時に，リワークとの連携が実現し，困ったときには相互に助け合える関係を築けたことは，ご両親にとっても私たちリワーク側にとっても1つの安心材料となった。

5）リワークの仲間とのやりとりからの気づき

　さらにその頃からリワーク内でも次第に，他の利用者からもがんばりすぎ，や

りすぎを心配されることが多くなっていった。「またやりすぎてるぞ，大丈夫か」などと冗談交じりに指摘される温かい雰囲気の中で，Aさんは自身の課題についての自覚を深めていくこととなった。そして「周りの期待以上にはりきりすぎていた」「そのときにやれる範囲のことをやればいいんだ」「周りの親切に甘えてもいいんだとわかった」といった言葉が出てくるようになった。さらには「心配して待ってくれている会社への感謝の気持ちがめばえた」とまで語るようになった。

6）リハビリ勤務，復職

Aさんは結局，半年のリワーク利用を経てリハビリ勤務に臨み，その後は順調に復職への階段を一段一段のぼっていった。正式復職が決まったあとには筆者のもとを訪れ，笑顔で報告に来てくれた。はりきりすぎず，困ったときは早めに上司に相談し，自身の体調管理に留意しながら勤務を継続できるようになったとのことで，「リワークに出会えてよかった，ここでの経験を忘れずに，これからの人生を歩んでいきたい」と力強く話していた。

7）まとめと考察

はじめは「がんばっても会社は評価してくれない」と会社を責める姿勢だったAさんは，次第に自身の課題に対する考察を深め，何事も完ぺきにこなす理想の上司のようになろうと無理をしていたことに気づいていく。これは森田療法でいう非現実的な「かくあるべし」思考にとらわれていたことへの気づきといえる。そしてAさんは，森田療法の悪循環モデルをベースとしながら，上司や家族の言葉，リワークのスタッフやメンバーとの語り合いを通じ，「かくありたい」理想ではなく，必ずしもその通りいかないあるがままの自分を次第に受けいれ，それでもいいのだと考えられるようになっていった。ついには「会社への感謝の気持ちがめばえた」と話すまでに至った。

またAさんはリワーク終盤においてのこの新たな気づきを，リワークのクラスメイトや講師らに報告し，賛同を得ている。とくに「がんばりすぎる」様子をつぶさに見ていたリワークの他利用者からの祝福は，あたたかく，力強いものであった。

職場内外のさまざまな人と出会い語り合えるリワークという場は，他の職業の事情を知ったり，そこでの経験談などを聞いて視野が広がったり，仲間と助け合っ

たり，自身への気づきが得られる場となる。またスタッフは利用者本人の集団の中での立ち居振る舞いを日々つぶさに見ることができるので，より正確な見立てとそれに応じたサポートが可能になる。これは外来クリニック単体での治療にはない，復職デイケアの大きな強みであるだろう。

　今後も，Aさんがそうであったように，休職・離職という人生の岐路に「リワークに出会えてよかった」と感じてもらえるような支援を，日々研鑽を積みながら実現し継続していきたい。

文　　献

廣瀬雄一（2014）ナラティヴ・セラピーと森田療法：復職デイケア「リワーク」での実践から．ブリーフサイコセラピー研究, 23(2)；72-80.
北西憲二・中村敬編（2005）森田療法で読むうつ：その理解と治し方．白揚社．
立松一徳（2005）外来治療．（北西憲二・中村敬編著）心理療法プリマーズ森田療法, pp.99-126．ミネルヴァ書房．

3

覚せい剤乱用者へのアプローチ

1. はじめに

　ほっとステーションでは物質使用障害を抱える人に対して，薬物療法，条件反射制御法（以下 CRCT），アディクションミーティングや学習会などを実施してきた。また院内だけの取り組みに留まらず，回復支援施設や精神科病院，麻薬取締官など，複数の機関と幅広く連携しながら治療に取り組んでいる。現在は保護観察所や弁護士，警察からの紹介で当院につながる人も多く，連携先はますます多岐に渡っている。

　今回は，物質使用障害のなかの覚せい剤乱用者の仮想事例を挙げ，モデル支援例を通じて，当院の治療や取り組みについて記載する。

2. アディクションプログラム

　当院で行われているプログラムとして，アディクションミーティング，学習会，外部の自助グループのメッセージがあり，時間帯も日中，夕方，夜間にそれぞれ行われている。仕事の有無や依存対象など，個人の生活状況に応じて選択できるようになっている。スタッフ主導のもの，ピアサポーター主導のものがあるが，メッセージに関しては，各自助グループの考えに合わせ，スタッフが入らず当事者のみのクローズドで実施しているものもある（表1）。

　参加にあたっては事前にプログラムの説明を行い，誓約書を交わしている。誰

Ⅳ 事　例

表1　1カ月のアディクション関連プログラム

	月	火	水	木	金	土
AM			毎週アディクションミーティング 第4買い物依存ミーティング			
PM		第4断酒会へ行こう				毎週AA（外部）
ナイト	毎週アディクション学習会 第1・第3GAメッセージ	毎週午後4時のつどい	第3ノンアル気分	第2薬物ミーティング	第1ナイトアディクションミーティング 第2女性アディクションミーティング 第3AAメッセージ 第4AAメッセージ	

が参加しているか，どのような内容だったか，誰がどんな話をしていたか等を，プログラム外に持ち出さないことを約束のうえで署名をいただき，1部をご本人へ，1部を当院で保管している。自分のことを正直に語ることが依存症からの回復のためには必要であり，そのために参加者にとってまずは安心・安全に参加できることが大切であるからである。

3．麻薬取締官との面談

　当院では平成23年より違法薬物（覚せい剤，大麻，危険ドラッグなど）での通院治療を行っている対象者に対して，麻薬取締官と連携して，2週間に1度の頻度で面接を実施している。

　薬物乱用を繰り返す人に対し，医療機関側では通報しないことを約束し，さま

ざまな治療を提供していくが，再使用に対しての抑止力が乏しい場合もある。一方で再使用の時点で医療から取締側へ通報してしまうと忌避性を高めることになり，その結果通院が中断し，ますます再使用のリスクを高めることにもつながる。麻薬取締官と面談することで，違法薬物使用への強力な抑止効果が期待できる（平井，2003）。

導入に当たっては，目的や効果などを説明し，同意書を交わしたうえで開始となる。再使用が認められた場合は面談を2週間後以降に設定し，2週間使わない状態を目指す。それを繰り返すことで，再使用の防止を図る。

4．薬物検出検査

当院で違法薬物での通院治療者を対象に行っている治療の1つである。尿検査と唾液による検査キットの2種類を用意し，用途に応じて使い分けている。基本的には先ほど記述した麻薬取締官との面談とセットとし，同じく同意書を交したうえで実施している。こちらの検査の目的も，麻薬取締官との面談と同様で，抑止力を高め，再使用を防ぐためである。

陽性反応が出ても通報はしないが，次回の麻薬取り締官との面談を2週間後に設定することでブレーキがかかり，再使用しない時間を作り積み重ねることができる。

5．条件反射制御法（CRCT）

2006年に下総精神医療センターの平井によって開発された治療法である。条件反射制御法とはパブロフ学説が示す行動原理に基づく技法であり，不適切な行動の根源となる欲求を減弱化させることで作動性を低減させ，問題となる神経活動の再現を抑制する治療法である（平井，2015）。

当初は覚せい剤などの物質使用障害への治療として多く用いられ，それらの問題行動に対する治療の1つとして積極的に導入してきたが，現在のCRCTの適応はそれに留まらず，盗癖や過食，性嗜好障害，強迫症状などと広がりを見せている。

当院では 2010 年 12 月からこの治療法を行っており，この治療を取り入れているCRCT 対象者の治療継続率は高く，再逮捕率は低下している（生駒，2017）。

6．ケア会議

ケア会議とは，対象となる当事者および支援に関係している多職種多機関の関係者が集まり，話し合いを行う会議である。物質使用障害を抱える対象者であれば，今後違法薬物を使わず生活するための日中活動や就労等について話し合われるのだが，今後についても本人の希望するようなものになるためのアイディアを出し合う。

この会議は，問題が勃発したときだけではなく，定期的に開催している。

7．その他

対象者によって，問題行動以外の部分に対するアプローチが必要な人もいる。当院は精神科デイケアも併設しているので，個人の状況に応じてデイケアでのプログラムを導入している。例えば，人間関係などの対人関係に課題がある場合はSST への参加を促す。職場で上手くいかない，仕事が続かないなどの問題があれば，デイケアでの就労系プログラムや PSW による就労支援を受けることもある。また，心理士によるカウンセリングや認知行動療法などを行う場合もある。

8．事例紹介

さて，次に仮想事例を設定し，当院での治療および支援について紹介したいと思う。

A 氏，40 代男性，物質使用障害（覚せい剤依存）
1）病歴
札幌市で出生，同胞なし。父は土木関係に従事していたが，アルコールに問題があり，飲酒しては母や本人に暴力を振るうことがたびたびあった。父は本人が

18歳の時，肝硬変で死去している。

　小さいときから落ち着きのない子どもだった。中学に入学してからは学業も振るわず，素行も不良。この頃遊びでシンナーを仲間と吸うことが何度かあった。

　何とか高校に進学したものの，勉強についていけず，半年で退学。その後土木関係の仕事に従事しまじめに稼働していたが，17歳の時，職場の先輩にすすめられ，初めて覚せい剤を乱用する。この時はあまり効果は感じられず，一度きりで継続することはなかった。その後19歳の時にふたたび先輩に誘われ，覚せい剤の乱用が始まり，22歳の時に覚せい剤所持および使用にて逮捕されるが，執行猶予付きの判決を受ける。

　しばらくはまじめに働いていたが，職場のストレスから再び覚せい剤の乱用が始まり，執行猶予中の24歳のときに再逮捕され，刑務所に服役となる。その後も3度ほど覚せい剤使用にて服役を繰り返し，3回目の服役後に保護観察所からの紹介で当院につながった。

2）受診後の経過

　保護観察所からの紹介で受診。仮釈放中の保護観察付き。出所後，母のもとに身を寄せ，現在は二人暮らし。

　「もう刑務所には行きたくない」との思いが強かったが，一方で「やめられないかも……」という不安もあった。当院での治療に関しては，おおむね前向きに同意した。

3）A氏に対する治療内容

　当院で行っている治療を本人に提案し，次の治療を開始した。
①条件反射制御法—覚せい剤への欲求軽減を図る。
②薬物検出検査—保護観察期間が終わるまでの間は保護観察所で定期的に実施し，終了後は当院で実施予定。
③麻薬取締官との面談〜保護観察期間終了前後から導入。4週間に1回の頻度で実施。
④院内学習会およびアディクションミーティングへの参加。

Ⅳ　事　例

4）治療開始後の経過

　出所後，前の会社社長とのつながりから，土木関係の仕事に従事。社長はA氏の状況を知ったうえでの雇用であり，受診や薬物依存治療の必要性に関しては，ある程度理解している。仕事は朝が早く，7時頃には出勤し，17時まで稼働し18時頃に帰宅。

　初診時に麻薬取締官との面談に関しての説明および同意書を交わすが，保護観察期間が終了する頃に初回面談を設定予定。薬物検出検査に関しても説明および同意書を交わすが，保護観察期間内は保護観察所にて実施しているため，終了後に当院で実施することになる。

　麻薬取締官との面談にはスタッフも同席し，今までの薬物に関する使用歴や入手に関する状況確認，また現在の精神的および身体的な状況などについて30分程度話している。

　2度目の受診時に条件反射制御法について詳しく説明，導入となる。以降2週間毎に受診してもらい，治療を進めて行った。この治療は4ステージからなり，ステージが進むと診察以外にも来院してもらい，看護師とも作業に取り組むことになる。入院では10～12週で維持ステージまでもっていくのだが，外来では日常生活を送りながらの通院になるため，取り組み方にもよるが，これ以上の時間を要することが多い。A氏の場合も維持ステージまでは5カ月を要した。

　依存症プログラムやミーティングに関しては，仕事の都合で日中の参加は難しいため，月に1度の薬物依存症のみを対象としている「薬物ミーティング」はなるべく都合をつけ参加するよう促した。今までNAなどの自助グループなどに参加した経験はなく，今回初めてミーティングに参加したのだが，自分と同じような体験をしている仲間の話は共感できることも多かったようだが，継続して参加するまでは至らず，断続的な出席状況であった。

　しかし受診や条件反射制御法への取り組みはおおむね良好で，覚せい剤の再乱用も無く経過し，無事6カ月の保護観察期間が終了となった。終了後も当院での治療を継続希望し，麻薬取締官との面談も保護観察終了前に初回面談を行い，以降おおむね4週間に1度の頻度で実施することに。また薬物検出検査も定期的に実施することになる。

また条件反射制御法も維持ステージに入り，維持作業の確認を診察時に行い，依存症プログラムへの参加も引き続き促していった。

9. おわりに

　以上，覚せい剤依存に対しての当院の治療について，仮想事例を挙げて記述した。この事例は覚せい剤で何度も服役を繰り返してはいるが，覚せい剤による残遺症状もなく，併存障害などもない。社会的には仕事をし，家族もいる。非常に順調に治療が進んだ事例となっているが，このような経過をたどる事例ばかりという訳ではない。

　覚せい剤などの乱用による残遺症状が残存し，薬物療法が必要なケースや，発達障害やクロスアディクションなどの併存障害，劣悪な生育歴，発達障害の影響などもあり周囲と上手くいかないなど，個々の背景はさまざまであり，対人関係や生活力などに困難を抱える人も多い。このように抱える問題や障害が多いほど，より多くの治療の手立てやアプローチが必要となり，薬物からの回復も時間がかかる。また薬物という依存性が極めて高い物質依存のため，再犯してしまう場合も少なくない。そのためには院内連携だけではなく，多機関多職種との連携や多くの治療の手立てが必要なのである。

　これからもケースに合わせた治療が提供でき，一人でも多くの人が薬物依存から回復できるよう支援を続けていきたい。

文　献

平井愼二 (2003) 規制薬物乱用者への対応における取締処分との連携による援助職としての純化. 日本社会精神医学会雑誌, 12(1).

平井愼二（2015）条件反射制御法　物質使用障害に治癒をもたらす必須の技法．遠見書房.

生駒貴弘（2017）物質使用障害に対する条件反射制御法の効果に関する統計的検証．犯罪社会学研究, 42；144-151.

V

院内連携

1

院内連携の工夫

1．はじめに

　他の章でも触れられているかもしれないが，当院のデイケアは3つのセクションから構成されている。

　200万人都市の街の中央部で，独自のプログラム内容や幅広い生活支援を展開する「ほっとステーション」は当オフィスビルの2階を占めている。このセクションでは診断や生活背景の上で実に多彩な患者群を治療対象としている。

　一方，復職支援が主な目的である「大通公園リワークオフィス（以下，リワークオフィス）」は同じビルの4階の一部にある。

　これに加えて，上記のほっとステーションにもリワークオフィスにもフィットしづらいような意味で中間層ともいうべき患者をターゲットとする「大通りワークステーション（以下，ワークステーション）」が開設された。これが2016年10月であった。ビル内のフロアもちょうど両者の2階と4階に挟まれた中間のビル3階に位置している（図1参照）。

　これら各セクションの利用者は，診断，能力，目標などに大小の相違が認められるため，支援の細かな内容やスタッフに要求される適性や技量も当然ながら微妙に異なってくる。

V　院内連携

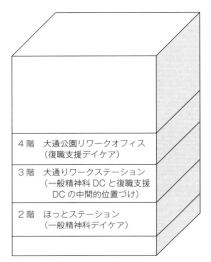

図1　9階建て雑居ビルで3フロアにまたがるデイケアセクション

2．3つのセクションの相違

1）ほっとステーション

　ほっとステーションは，統合失調症やうつ病などの一般的な精神疾患のほかに，薬物依存やさまざまな嗜癖など複雑な背景を持つ事例を対象として，その病状改善や生活および就労の支援に取り組んでいる。

　また，引きこもりの事例を対象とした社会参加支援や訪問看護，当院が所有するグループホームにおける24時間体制の支援，高齢者向けの日中活動の場の提供，デイケアスペース内での模擬的な喫茶コーナーで接客体験する院内就労体験プログラム，院外職場体験実習など，患者が地域や社会で生活できるように，ゼロからのスタートをサポートしているといっても過言ではない。

　ユニークなケースとして，著しい強迫症状ゆえに矯正施設内でも手のつけられない行動遅延症状を呈し続け，出所後には社会的不適応から常習累犯窃盗で服役を繰り返して，刑期を終える直前に矯正施設との綿密な情報共有の上でほっとステーションから医師が刑務所を訪問，服薬と病状の自己管理の必要性を説明する治療介入をあらかじめ実施した。

このケースは，出所後に生活面をほっとステーションのグループホームで支援しつつ，平日はほっとステーションのプログラムに参加し，出所前に矯正施設を訪問した医師が外来主治医となって服薬継続が維持され強迫症状は大幅に改善した。これに加えて，地域生活支援センターや役所のスタッフらを交えて本人も参加する定期的なケア会議が実施されている。さらに，違法行為を予防するため主治医とは別医師と看護師の手による条件反射制御法を併せて続けている。
　なお，この事例における院内連携としては，院内の二人の医師によって薬物療法による強迫性障害の症状管理と条件反射制御法の実施が分担して行われているほかに，就労支援や金銭管理を担当しているほっとステーションの精神保健福祉士と，主にワークステーション担当とリワークオフィス所属の臨床心理士の両者が，それぞれの視点からケースの病状や生活態度について情報交換を密にしている。

2）リワークオフィス

　リワークオフィスに通所するケースに共通する目標は，病状の悪化を予防し社会適応力を向上させて復職（再就職）することである。しかし，就労後の病状の悪化と不適応の再燃を未然に防ぐことも大切な眼目である。このため，個別のケースに応じて病状管理や適応能力向上を少しでも緻密に図るために，また本人の参加に無理がないようにクラス制を導入している。以下にリワークオフィスの各クラスの概要を表1に示しておく。
　クラス制を導入することで，自宅療養期間を経た直後でまず通所自体を目的としているケースや，平日週5日の通所ができるようになって復職達成と病状再燃防止に向けた取り組みを行うケース，そして職場復帰を見据えた負荷のもとで最終調整を実施する状態のケースまで，状態像や適応能力に応じて段階的な個別の支援が可能となっている。
　その他，就労経験のほとんどない若者の就労支援や復学支援，フィットネス・クラスでの就労に耐えうる体力の回復・向上を目的としたプログラムや，事例に応じて食事指導や金銭面や家庭争議をめぐる相談等を通してさまざまなレベルでの生活支援を実施している。
　個々の事例のニーズに応じた綿密な支援を実施するためには，リワークオフィスに所属する医師，看護師，精神保健福祉士，臨床心理士，作業療法士らの幅広

V　院内連携

表1　各クラスの概要

クラス名	位置づけ
リワークI	毎クール3カ月で実施の標準的なクラス
リワークII	復職直前（短期）の負荷の強めなクラス
リワークIII	比較的幅広い支援を要する中長期クラス
フォーラム（ワークステーション）	病状と社会経験を勘案した軽負荷クラス
リワークS	数名の少数精鋭で実施される若年クラス
フィットネス	肥満などの身体管理や体力向上のクラス

い職種のスタッフ同士がそれぞれの視点から専門性を活かして意見を交換し，個別面談やプログラム運営での復職支援に反映させている。また，大学教員や運動トレーナーなどの多彩な非常勤講師が関与していることも各クラスの外部との風通しを改善して閉鎖性の防止に一役買っている。

これに加えて忘れてはならないのが，リワークオフィスに所属しているスタッフの人数は10名前後であり，ほどよい凝集性が維持されて臨床経験が幅広くシェアできることである。これにより，1人のスタッフが特定のケースを抱え込んでしまったり，必要以上に接近するような不適切な治療関係を防止するうえで有効機能していると考えられる。

これには，毎朝の定期的ミーティングとそれ以外に随時スタッフルーム内で日常的に行われている公式非公式の意見交換が役に立っているとも推測される。

また，各スタッフが個人的に得意とする特定プログラムを持っているので，スタッフは自らが通常受け持っている担当クラスとは別に，他のクラスにプログラムの単発講師として関与することがある。このため，他のクラスの患者の状態を共有できて，スタッフが出張や休暇の際に他のスタッフがそのクラスの朝夕のミーティングに参加することもある。

こうした形で，リワークオフィスというセクション内でのスタッフ同士の連携を有形無形で展開しているのが現状である。

3）ワークステーション

本章の冒頭で述べたが，2016年10月に精神科一般デイケアと復職支援（リワー

1 院内連携の工夫

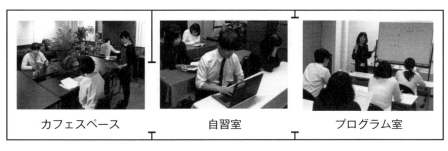

図2 ワークステーションの3つのスペース

ク）デイケアの中間的な役割を担う新しいセクション「ワークステーション」を開設した。

これまで，ほっとステーション利用者の一部から「デイルームの騒がしい雰囲気が苦手で，もう少し落ち着いた環境で過ごしたい」という要望があり，一方リワーク利用者からは病状や社会経験の違いによるのか「復職クラスでの集団の話題のテンポやレベルについていくのが負担だ」といった声が上がっていた。そこで既存のデイケアとリワークデイケアの中間程度のデイケアがちょうどよいと考えられる事例が少なくないことを実感してきた（長谷川，2011）。

こうしたニーズに応えるため，リワークオフィス内の軽負荷クラスであった「フォーラム」を母体として誕生したのが「大通りワークステーション」である。

ワークステーションは，周囲との適度な対人距離感を保持しながら一人で静かに読書等の個別作業に従事して落ち着いて過ごすことができる「カフェスペース」，パソコンや書類作成など個人作業に取り組むことができる「自習室」，そして，プログラムや休み時間の利用者同士の交流場所としての「プログラム室」の3つのスペースを有し，患者自身が通所時の体調や目的に応じて利用するスペースを選択することができる（図2参照）。

また主治医やスタッフと相談の上，必要に応じてほっとステーションとリワークオフィスの在籍者も利用できる点が特徴であり，ワークステーションは両デイケアの中継地点として機能している点が大きな特徴である。運営はリワークオフィスのスタッフが中心となって行っており，ほっとステーションのスタッフと連携しながら支援に取り組んでいる。

3．業務分担について

　当院のデイケアは全部で40人強のスタッフが勤務している。前項では3つのセクションについて紹介したが、次に各セクションのスタッフ配置やシフトについて簡単に説明する。

　表2に各セクションの概要を示す。

　ほっとステーションの開所時間は、平日の9：00～20：00、土曜日の9：00～16：00となっており、スタッフの勤務形態は変動勤務制である。そのためスタッフ全体で利用者の状況を把握し見守りができるよう、毎朝・夕方・夜にスタッフミーティングを実施して、互いに緻密な情報共有ができる体制をとっている。

　また一般にデイケアの役割の一つに「入院の予防」が知られているが、再発予防に有効との報告（浅野，1996；原，2008）がある。われわれのほっとステーションでの実態調査でも、デイケア利用が入院の抑制につながることが認められている（長谷川，2011）。

　そしてデイケアで生活支援に携わるスタッフは、「利用者主体の支援」が求められるというのが筆者の所感である。

　2018年9月の北海道胆振東部地震が発生した際には、スタッフが利用者の家を一軒一軒巡回し、安否確認や住環境の確認を行った。また地震発生直後には、利用者がほっとステーションに続々と駆け込み寺のように集っていた。そのときの様子から、生活支援を主な機能として運営しているデイケアが「利用者が安心して活動できる場所」を提供することが、とても大切な要素であることを筆者自身改めて認識するきっかけとなった。

　一方、リワークオフィス（ワークステーション）の開所時間は、就労および復職後の勤務時間を想定し、平日の9時～17時としている。そのためスタッフの勤務形態は固定勤務制である。利用者の通所期間は、休職中であれば職場の規定で定められた休職期限や傷病手当金の受給期限等、離職中であれば雇用保険の給付金受給期限や貯金の残額等、経済的に自立した生活を営む上で期間的制約があり、比較的短期間のケースが多い。

　また前項でも述べたが、リワークオフィスとワークステーションは、利用者の

表2 各セクションの概要

	ほっとステーション	リワークオフィス	ワークステーション
開所日・時間	月〜金曜日 9:00〜20:00 土曜日 9:00〜16:00	月〜金曜日 9:00〜17:00 土曜日は月2日開所 9:00〜17:00	月〜金曜日 9:00〜15:30
主な機能	生活支援	復職・就労支援	生活支援 復職・就労支援
おおよその通所期間	数日〜 20年（開院当初から）	3カ月〜1年	数日〜3年
スタッフ数	30人	12人	
勤務形態	変動勤務制	固定勤務制	

状態や目的に応じた環境で治療に専念できるようクラス制を導入している。各クラスに担当を配置し，担当スタッフがクラスの利用者の様子を把握できる体制をとっている。

ここのスタッフの働き方のイメージは，中学校や高校教師と似ている。担任のクラスを受け持ちながら，職種や専門性を活かしたプログラム（授業）を複数クラスで受け持つ。定期的に担当ケースの面談を実施し，職員ミーティング（職員会議）で共有しながら，スタッフがチームで支援に取り組んでいる。

このようにセクションによって機能が異なると，支援の目的が変わってくる。それに伴い開所時間や利用者の通所期間，セクション毎のスタッフ数や勤務形態にも違いがある。

4．院内連携の実例

これまで各デイケアの連携の工夫について述べてきた。機能の異なる各セクションの風通しが良くなると一段と院内連携がスムーズになると思われる。そこで，院内における連携の取り組みについて，代表的な実例をここでいくつか紹介したい。

V　院内連携

1）合同勉強会

2014年より月に1度，ほっとステーション，リワークオフィス（ワークステーション），また関係機関の多機能型事業所「えぞネット」を交えた合同勉強会を実施している。その主な実施内容は「事例検討会」および「動機づけ面接法：Motivational Interviewing（以下 MI）のワークショップ」である。

2）事例検討会

各機関が持ち回りで事例を提供し，利用者の病歴や生活歴，ケースやスタッフの両者が直面している課題や問題点，スタッフの困りごと等を共有し，検討する。進め方は，各機関の代表者が事例を発表し，その内容について質疑応答し，細かい状況の整理や確認をする。そして5〜6人のグループでブレインストーミングによる話し合いの後，各グループが対応案を発表し，代表者が実施したい対応案を選択する。

事例検討会は，明るい雰囲気で参加スタッフが自由闊達に発言できる雰囲気が工夫されている。そのためスタッフ同士が交流しやすく，各機関の状況を把握できる有意義な機会となっている。また建設的な意見交換を通じて新しい臨床的視点の共有がなされ，結果的に各機関の連携強化にもつながっている。

3）MIワークショップ

ほっとステーションが関与するケースで薬物依存や性的逸脱行為を繰り返す事例の多くは「自己破壊的ないしやめる必要性をわかっちゃいるけど，やめられない」という病理を抱えている。

一方，うつ状態などでリワークオフィスに通所しつつ行動が停滞した回復期のケースの多くから「建設的な行動が必要なことはわかっているが，なかなか実践や継続ができない」という声がよく聞かれる。

望ましくない行動を制御したり建設的な行動を促進するという人間の「変化」を志向した動機づけを図ることは，治療や回復，それに成長や再発防止に向けて非常に大切である。

MIでは，「変わりたい，でもやりたくない」，この相反する2つの気持ちを「両価性」という。人間がその意図に反して変化できないのはこの「両価性」が解消

できていないためで，MIはこの「両価性」の解決を意図して，来談者中心的でありながらも最終的には行動変容へ導くことを目的とする，協同的な面談スタイルである（青木・中村，2017）とされている。

当デイケアにおいても改善や回復が停滞するケースには，この「両価性」すら見出すことが困難なケースがいることも確かだが，一方で「両価性」が解消されないままでいるケースも少なくない。

当院ではすべてのスタッフがMIを面談の基本スタイルに据えることを目標にしている。MIでの学びをスタッフが意識することで，言わずもがなのアドバイスを腹に収めたり，不要な直面化を避けて面談そのものの質を向上させ，利用者の行動変容に有効に働きかけ，回復の後押しに繋げられたケースも稀ではない。

MIの具体的な詳細については成書に譲るが，当院の数十名にもわたるスタッフがMIという特定の面談スタイルを学習することによる意義についてここで振り返っておきたい。

それは，患者と主に面談や対話を通して回復や復職を支援する業務に従事するスタッフが用いる仕事上の道具というべきもの，これこそが面談のスタイルではなかろうか。

このとき，効果が実証されている数少ない面談技法であるMIは，スタッフにとっての有用な仕事道具であり，仕事上の課題や成果について意見交換するときに，MIで学んだ内容は，いわばスタッフ間の"共通言語"ともいうべきものであろう。そして，この"共通言語"は，スタッフ間のさまざまなレベルの連携を図る上で大きな媒介手段となりうるように思われる。

それに，対人支援に従事するスタッフ同士たるもの，日頃から自らの業務内容のクオリティに磨きをかけメンテナンスを怠らないという意識を持ち続けることは，職場全体の士気にも大きく影響するだろう。

対人支援の職場では，ただ何十年も経験を積んだだけで自らの流儀に根拠のなき自信を持って独善的，排他的になりがちである。しかし，MIの視点を確保しておくと，若手だけではなくベテランのスタッフにも，ある程度の謙虚さを持ち併せている限り，MIだけでなく現場から学ぶ必要性を自分自身から強く動機づけられるように思われる。

4）ランチカンファレンス

　当院の職員は分刻みで個々の業務を遂行しているため，通常の勤務時間内で一同に会して必要な会議や打ち合わせの時間を確保することがそう簡単ではない。そこで職員が比較的集まりやすい昼休みの時間を活用して，ランチカンファレンスを実施している。

　主な内容は，各部署・職種の責任者が集まって月1回の頻度で定期報告を行う「責任者会議」をはじめとして，「ケア会議」や各セクションの運営ミーティングも開催されている。

　過去には「国や研究機関から受託した業務に関する打ち合わせ」や「ワークステーション立ち上げ・運営に関するミーティング」などの会議も行っていた。最近では，当院が2019年の日本デイケア学会第24回年次大会札幌大会の事務局を担当しているため，学会運営に関するミーティングが定期的に実施されている。

　昼食をとりながらのミーティングは，普段の会議やミーティングと違う雰囲気をもたらし，緊張感を和らげる効果があると感じている。また参加人数は多くても10名程度と，比較的少人数で実施するため，参加者の距離が近く感じられ，自由で活発に意見交換できる点がメリットであると思われる。

5）プログラム連携

　当院では，ほっとステーションとリワークオフィス，そしてワークステーションの3セクションをまたいでスタッフ出張プログラムが開かれている。

　例えば，ほっとステーションのスタッフがリワークオフィスへ出向いて，ハローワークの相談員を兼務しているPSWによる「就労支援プログラム」や，手工芸が得意なスタッフによる「アロマクラフト」や「手工芸」，有段者スタッフによる「書道」のプログラムの講師を担当し運営に携わっている。

　また，ほっとステーションでは「院内就労プログラム」を実施している。これはワークステーション開所時間終了後の15：30〜16：30にほっとステーションの利用者が"店員"となって，「カフェスペース」に模擬的な喫茶コーナーを開いて接客体験をするものである。プログラム中は，ソフトドリンク，アイスフロート，お茶とお菓子のセットを1品100円で提供している。リワークオフィスやワークステーションの利用者も自由に来店し，"お客さん"として参加することができる。

この他にも不定期ながら3セクション合同でプログラムが実施されているが，その一例として2018年4月には就労・復職希望者を対象とした「院内就労・復職支援セミナー」が開催された。その具体的内容は，休職中でリワークオフィスに在籍中の営業マンが臨時講師を務めた「ビジネスマナー講座」，企業の人事担当者による「障害者雇用の取り組みの実際」，そのほかリワークオフィスの卒業生による講話や，企業の健康管理室で勤務している保健師による「社内における産業メンタルヘルスの取り組み」があった。また，前述のPSWによる「ハローワークの使い方」や「履歴書講座」など，就労や復職に際して知っておくと有益だろうと思われる内容がカリキュラムに盛り込まれた。

　プログラム連携においては，日頃から各セクション同士の交流の機会を増やしておくことが大切だと思われる。それは，スタッフ同士が公私両面で情報交換をする機会が増えるにつれて，セクション間が互いに必要としているアイデアやヒントを得るきっかけになるからである。

5．おわりに

　上述したように，当院はさまざまな意味において，実に多様な患者群を対象にして，彼／彼女らのニーズに応じて幅広い治療や回復の支援に携わる歴史を積み上げている。

　ここでは，医師，看護師，精神保健福祉士，臨床心理士，作業療法士，音楽療法士，ピアスタッフ，そして一般職としての事務職員，それに調理スタッフなど，さまざまなスタッフが，直接的・間接的に利用者と日々関与している（長谷川，2011）。

　本章では，当院が主に3つのデイケア・セクションから構成され，それぞれ異なる患者群に応じて，微妙に彩りを添えた支援を提供する中で，スタッフ間で交わされる院内連携について述べた。

　一般に誰であれ，単独の支援者が達成できることなど，たかが知れているだろうけれども，山中（2003）は，連携について「援助において，異なった分野，領域，職種に属する援助者（専門職や非専門職な援助者も含む）が，単独では達成できない，共有された目標を達成するために，相互促進的な協力関係を通じて行

V 院内連携

為や活動を展開するプロセスである」と定義づけている。

　院内連携には，スタッフ間の信頼関係が不可欠である。お互いが安心して意見を発信し合える機会を確保し，セクション間の風通しを良くしておくことが重要であると筆者は考えている。

文　　献

青木治・中村英司編（2017）矯正職員のための動機づけ面接．公益財団法人矯正協会．
浅野弘毅（1996）精神科デイケアの実践的研究．岩崎学術出版社．
原敬造（2008）精神科デイケアの新しい試み．デイケア実践研究，12(1)；80-88.
長谷川直実（2011）精神科デイケア必携マニュアル．金剛出版．
山中京子（2003）医療・福祉・保健領域における「連携」の概念と再構成．社会問題研究，53(1)；1-22.

2

リワークオフィス　ある日のスタッフの動き

臨床心理士その1

　筆者は，リワーク部門に勤務しており，うつ病による休職者および，就労意欲のある離職者を対象に，デイケアの枠組みの中で復職支援を行っている。当リワーク部門では，個々の状態像や回復の度合い，キャリア，能力等に応じて以下の6つのクラスが用意されている。

　リワークⅠ（ベーシック・クラス）
　リワークⅡ（復職直前クラス：心身の負荷をより大きく試せる数週間単位の実
　　　　　　践クラス）
　リワークⅢ（復職直前クラス：体力養成に重点を置いた数カ月単位の準実践ク
　　　　　　ラス）
　リワークS（対象：就労経験の少ない方）
　リワーク・フォーラム（従来型デイケアとリワークの中間）
　リワーク・フィットネス（対象：体力アップなど身体的アプローチの必要性が
　　　　　　　　　　　　高い方）

　この中で，筆者はリワークⅢを担当しているのであるが，イメージとしては，クラス担任のような役割を担い，受け持ちの患者（以下，ユーザーと記す）の職場復帰を多方面からサポートしている。2019年8月31日現在，22名の登録者が在籍し，一日の利用者は，おおむね10〜13名である。リワークⅢの特徴としては，身体からのアプローチを重視し，運動系プログラム（エアロビクス，ヨガ，ウォー

141

V 院内連携

キング講座など）を積極的に取り入れていることと再発防止を目的とした心理教育に重点を置いていることである。

〈一日の流れ〉
① 9:00〜9：30：スタッフ・ミーティング
② 9:30〜10：00：担当クラスの朝礼
③ 10:00〜11:30：午前プログラム
④ 11:30〜13:00：ユーザーの休憩時間・昼食
⑤ 13:00〜14:30：午後プログラムⅠ
⑥ 15:00〜16:00：午後プログラムⅡ
⑦ 16:00〜：担当クラスの終礼
⑧ 16:30〜：振り返り用紙コメント書き等

1．スタッフ・ミーティング

　一日の始まりは，リワーク全体のスタッフ・ミーティングから始まる。医師を初め，看護師，精神保健福祉士，作業療法士，臨床心理士が，それぞれの受け持ちのユーザーの前日の特記事項を報告し，情報を共有する。特に困っているケースについては，他職種のアドバイスを仰ぎ，チームで対応を検討する。ちなみに，筆者の治療オリエンテーションは，森田療法をベースとして，ソリューション・フォーカスト・アプローチ，弁証法的行動療法的アプローチ動機づけ面接法，ナラティヴ・アプローチを活用している。これらの共通点は，問題より解決志向，原因より相互作用，病理よりリソースを扱うことである。臨床心理士として，これらをベースに個別面談を実施し，加えて，再発防止を目的とした心理教育に力を入れている。一方で，面談室にこもらず，積極的にプログラムに参加してユーザーの行動特性を観察したり，デイルームでのユーザーとの雑談を通して，リワーク外での過ごし方や他ユーザーとのコミュニケーションのとり方を把握するよう心がけている。このような終日を通した生活ぶりを他職種と共有し，本人をサポートしている。
　また，リワークにおける臨床心理士の立ち位置として，前述したようにクラス

担任のような役割を担っているため，実際のところは，心理士という肩書きに固執していられない場面が多い。たとえば，企業に出向いて，人事部や上司の方と本人の様子を共有したうえで，復職への手順を打ち合わせたり，就職支援施設に同行して再就職を支援するために外勤に赴くことも少なくない。このように，他職種の助言を仰ぎながら，生活のベースを整え，本人を取り巻く環境を包括的に援助することが日々の臨床の中で求められる。

2．担当クラスの朝礼

朝礼においては，出席の確認と，その日のユーザーの体調をチェックする。具体的には，睡眠時間と睡眠の質，朝の体調，朝食の摂取の有無，体温および1日の目標を報告してもらう。また，この時間に面談を希望する申し出があり，緊急性や優先順位をつけながら，ユーザーの休憩時間や終礼後の時間に個別の面談時間を設けている。

3．午前プログラム

プログラムは，外部講師を招いて実施するものと，リワークスタッフによって実施する2パターンがある。外部講師によるプログラムには，スタッフも入り，ユーザーの作業遂行における持続力や集中力，ユーザー相互の協調性などを観察し，必要と判断した場合は，その場で介入するケースもある。

1）X月Y日

この日は，筆者自身が講師役となって，他クラス（リワーク・フォーラム）で"ストレス・コーピング"というプログラムを担当し，"アサーティブなコミュニケーション"をテーマとして取り上げた。プログラムの前半では，質疑応答を入れながらのレクチャーをし，後半では，実際に困っているシチュエーションを全員で考えるワークを実施した。具体的には，3人1組になって対応策を話し合ってもらい，最後に，グループ毎に出た対処法を発表しながら全体シェアリングを行う。なかなか一人では解決策が見いだせない悩みも，共有することで多数の案が出て

くるところが，実際にプログラムを運営していて興味深いところである．プログラム後は，スタッフ・ルームに戻り，リワーク・フォーラムの担当者にユーザーの特記事項の申し送りをする．

その他，筆者が定期的に担当しているプログラムとして，"快眠力アップ"，"再発防止心理教育"，"お手軽エクササイズ"，"ハンドケアセラピー"がある．

4．ユーザーの休憩時間・昼食

この休憩時間は，ユーザーとの面談時間に充てられることが多い．「体調も安定してきたので，そろそろ就職活動をしたいが，何から始めればいいのかわからない」，「復帰後，再発しないためにはどういう働き方をすればいいか」，「経済的に困っていて，気持ちが焦るばかり」など，相談内容は多岐にわたるが，後述するようにソーシャル・ワーク的な役割を担うことも少なからずある．

また，筆者は，ユーザーとともに昼食を摂る時間を大切にしている．食事を摂りながら出てくる何気ない会話の中で，ユーザーの日常生活ぶりを垣間見ることができたり，人柄やエピソード上の意外で新たな一面を発見したりする時間でもある．些細なことであるが，このようなコミュニケーションを通して信頼関係が少しずつ構築されていくことを実感する．加えて，ユーザー間の対人関係の取り方が顕著に表れる時間でもあり，その人なりの行動パターンを把握することもでき，これを介入の糸口とすることも可能である．

5．午後プログラム I

1）X月Y日：エアロビクス

この日のプログラムは，リワークⅢの看板プログラムと言っても過言ではない，外部講師によるエアロビクスであった．リワークⅢに入りたてのユーザーは，「復職になぜ，エアロビクスが必要なのか」と懐疑的に参加することが多いのであるが，リワークを卒業する頃には，好きなプログラム・ナンバー 1 へと評価が変容してゆくことが多い．その理由の一つとして，身体を動かすことによって，負の感情が流れ去ってゆくことを体験的に学んでいることが挙げられる．また，復職

には欠かせない身体的な疲労耐性が，結果としてついてくるという大きなメリットもある。

　一般的に，悩んだり，不安に苛まれている人ほど，動いていないことが多いと思われる。そのようなときは，安易な言葉がけよりも，身体からアプローチする方が効果的である。脳と運動の繋がりに関する世界的権威の一人と言われているジョンJ.レイティは，その著書の中で，『運動は，依存症やうつ病との関連で長く研究されてきたセロトニン，ドーパミン，ノルアドレナリン（ノルエピネフリン）といった重要な神経伝達物質の分泌に影響する。（中略）科学の世界では，脳と体を健康にし，幸福になるためには，精力的に有酸素運動をするのが一番だという証拠が続々と集まっている。』（レイティ，2014）と述べている。理屈を抜きにしても，エアロビクスは，"身体がほぐれると気持ちもほぐれる"ことを体感できるプログラムである。上記のような運動を定期的に実施することが難しい場合は，リワーク在籍中から，"卒業しても継続的に行える運動の習慣化"をユーザーに対して推奨している。

　ところで，以下に講師との協働について，触れておきたい。リワークⅢには，10名強の外部講師の先生によるプログラムがあり，前述したとおり，スタッフ1名がプログラムに入る。中には，苦手なプログラム，あるいは，苦手な講師を避けて休むユーザーがいるが，「仕事に戻ったら，苦手な作業や上司・同僚・部下がいることも考えられる。今は，"苦手なことや人と，どのように向き合うか練習する絶好のチャンス"」と説明すると，大抵のユーザーは納得して，プログラムに取り組むように変化する。また，ユーザーの中には，その日の体調の波によって，リワークには通所できたものの，プログラム参加には集中できないなどの訴えがある方も少なからずおり，このような場合は，事前に講師と情報を共有し，配慮してもらうケースもある。さらに，プログラム終了後に，講師とスタッフが気になったユーザーの参加状況を振り返り，今後，本人をサポートしていく材料にすることもある。このように，外部講師とスタッフが連携し，最終的には，ユーザー本人が自分自身で体調管理をしつつ，自分が抱えている課題に向き合ったうえで対処法を身につけて職場復帰を応援することが重要である。

6．午後プログラムⅡ

1）X月Y日：自習／面談

　具体的な詳細は省くが，午後Ⅰのプログラム中に，ユーザーのA氏とB氏が言語的コミュニケーション上で衝突するハプニングが発覚した。プログラム終了後，個別に面談する中で，A氏が普段良かれと思ってやっていることが裏目に出てしまったとの発言があり，同じようなことが職場でも繰り返されてきていることが浮き彫りとなった。筆者は，このような出来事がリワーク在籍中に起こることは，ユーザー本人にとっては，むしろ成長や変化のチャンスだと考えている。"here & now"で適切な介入がなされることによって，本人が抱えている課題に向き合う機会となり，今後の対人関係の取り方や再発防止案を考える手助けになるからである。その後も，A氏と面談を重ねる中で，A氏は，次第に他ユーザーと程よい距離感を保てるように変化し，「相手も自分も尊重できるコミュニケーションの取り方が，少しずつできるようになってきた」と振り返っている。また，治療の促進を目的として，診察場面以外でのエピソードを主治医の先生と情報共有することも我々の役割であることは言うまでもない。

　ここで，主治医との連携について触れておきたい。スタッフが，適宜，ユーザーの診察に同席して，リワークでの様子を報告し，今後の支援の在り方について相談することもあれば，職場復帰間際に，改めて本人の回復状況，休職（離職）前と現在とで本人のものごとの捉え方や生活スタイルがどのように変化したか，および，復帰後の注意点などについて話し合うこともある。また，主治医が外部医療機関のユーザーに関しては，リワーク内で特記すべき事項が発生した場合や，長期間無断欠席していることについて，リワーク利用状況報告書を送付し，指示を仰ぐケースもある。

7．担当クラスの終礼

　夕方の時点での体調チェックを行い，スタッフとユーザーの双方から連絡事項を伝達する。また，疑似職場を意識してもらうため，欠席・遅刻・早退があらかじめわかっていることに関しては，事前に届出書を提出してもらっている。これ

は，職場では当たり前のことであるが，体調が安定していない方は，無断欠席したり，連絡なく遅刻したりすることがある。逆の見方をすると，事前届以外に休むことがなければ体調管理ができていることの目安ともなる。最後に，振り返り用紙を提出してもらい，タイムカードを押してから，ユーザーは退勤となる。なお，復職のタイミングを判断する際に，職場から，このタイムカードのコピーの提示を求められることもある。ここで皆勤に近いリワーク出席状況が客観的なデータとして提示された場合，復職準備性が整っていることを職場に対して伝える上で，大きな説得力を持ち，復職審査会等の場面で判定の目安として使われることも多い。

　さらに付け加えると，ユーザーのリワーク出席状況やリワークでの様子を報告するなどの職場との連携は，スムーズな職場復帰に効果的である。職場としては，"休職中のユーザーが，休んでいる間，どのように過ごしているか"，"復帰後にどのように対応すればよいか"を懸念していることが多い。また，職場からこれまでの働きぶりや職場の環境を聞きながら，場合によっては，部署異動を検討していくこともある。さらに，職場，本人，リワークで，課題を共有し，リハ出勤に備えてリワークに所属している期間中にどのようなことができるかを検討したり試みたりすることもある。

8．振り返り用紙コメント書き

　振り返り用紙には，睡眠の時間（前日の就寝時間・起床時間）と質，朝夕の体調，食事の内容，リワーク以外での運動量，今日の目標，その日に受けたプログラム名と感想，および，"良かった出来事"と"一日一褒（自分を褒める）"の欄を設け，記載してもらっている。リワーク利用開始時は，"良かった出来事"，"一日一褒"の欄を埋めることに苦労する方が多く，「特になし」「褒めることはありません」という記載を目にすることも少なからずある。ユーザーに限らず，我々は，感情に振り回されたり，悩みに焦点を当ててしまいがちになってしまうことがあるが，このようなクセによって目の前にある小さな喜びや幸せを見過ごしていることが多々あることも事実である。この欄は，ものごとの捉え方や視点のスモールシフトを意図しており，日ごろから意識して習慣化にすることによって，

感情や悩みに翻弄されることからの脱中心化が図れるのではないかと考える。ひらたく言い換えると，「今すぐにどうにもならないことは一旦横に置いておいて，目の前にある事実を見つめましょう」ということである。

さて，下記に，振り返り用紙のやりとりの例を記す。

「今日も遅刻してきた」⇒〈遅れてでも，リワークに来ることができましたね！〉

「紅葉がきれいだった」⇒〈季節を感じる余裕，大切にしたいですね〉

「朝は，だるくてリワークに来るか迷ったが，何とかなった」⇒〈気分と行動を分けることができましたね！　今日の体験を忘れないでくださいね〉

以上が，一日の基本的な流れの大枠であるが，この他にも下記のような業務も付随して行っている。

9．付随する業務

1）面談

上記と重複するが，筆者は，個別面談の時間を重視している。積極的に面談を希望するユーザーは，多少の体調や気持ちの揺れを抱えつつも，その人のペースで復帰に向けて着実に前進していける可能性が高い。一方で，控えめ，あるいは，良くも悪くも"目立たない"ユーザーは，ついつい後回しになってしまう場合があるが，定期的な面談を実施し，現時点の状況を把握した上で，今後の方向性や課題について一緒に検討し，背中を後押ししていくことが必要である。どんなに順調に見えるユーザーであっても，話をする中で，「そういえば，リワーク利用開始時は，帰宅後ヘトヘトでうたた寝をしていたが，今は，食事の準備ができるようになった」など，本人すら気づいていなかった変化が起こっていたり，「リワークには来れているが，実際の出勤時間となると，1時間早く起床しなければいけない」など，次なる行動目標が見えてくるものである。

2）卒業生フォローアップ

リワーク卒業生を対象に，月に2回，サタデーリワークというフォローアッププログラムを企画している。どんなにリワーク通所が安定していたユーザーでも，

実際の勤務に復帰した後も，引き続き安定しているというケースは稀である。むしろ休職（離職）したブランクがあるのであるから，疲れることも，仕事の勘を取り戻すことに時間がかかることも，ごく自然なことである。実際，復帰直後は，ほとんどの方が，『週末は泥のように寝て過ごしている』と言った表現をされることが多い。

　そのような方たちのために，緩やかな枠組みのプログラムを用意している。中でも，ヨガやリラクセーション，ランチバイキングなどのゆったりしたプログラムが人気である。平日勤務の疲れで，下手をすると，パジャマのまま，顔も洗わず，誰とも口をきかず，ロクな食事も摂らないで休日を過ごしてしまうところを，取り敢えず，身なりを整えて来所することによって，他者とのコミュニケーションや笑いが生じ，生活リズムの大幅な崩れも防ぐことができる。リワーク卒業後のフォローアップが大切であることは，サタデーリワークに参加する卒業生らの以下の声からも推察することができる。

- 「復帰して苦労しているのは自分だけではないことを知って安心した」
- 「職場でも家庭でもない場があることは，ホッとする」
- 「デスクワークで体がかたまっているのが，運動をしてほぐれた」
- 「一歩，外に出ることで，前向きになれた」他

　このように，ユーザーおよび卒業生の職場復帰の支援のみならず，個々が心豊かに生きていくサポーターとして，多方面からアプローチしていくことが求められる。また，他職種と連携してチームで本人をサポートしていくことは，援助の幅が拡がる上に，一人のスタッフの独りよがりの見立てや抱え込み防止にもつながるであろう。

　また，"リワーク"と言う時間と空間を提供して，そこに仲間が存在するだけで，集団のダイナミクスが作用し，それぞれが変化していく姿には目を見張るものがある。場合によっては，スタッフが伝えるより，同じ疾患を抱えた仲間が伝える言葉の方が，よほど説得力があることさえある。加えて，全員が復職（再就職）という同じ目標を持っているため，互いに励まし合い，ときには，仲間が卒業していく姿を見て刺激を受ける作用も大きい。

10. おわりに

　今後は，支援を続けていく中で，援助職自身のセルフ・メンテナンスがひとつの課題となってくるであろう．また，臨床と並行して，新たな知識を常に吸収しながら臨床に応用していく姿勢も不可欠であろう．加えて，日々の実践を振り返って学会発表等を通してアウトプットしながら，理論と実践を行ったり来たりすることも積み重ねていきたい．

文　　献

ジョン J. レイティ，野中香方子訳（2014）GO WILD. 野生の体を取り戻せ！．NHK 出版．
山田秀世（2012）精神療法としてのリワーク—うつ病治療の新パラダイム．臨床精神医学，41 増刊号；189-196.

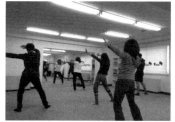

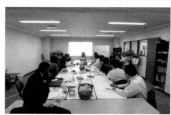

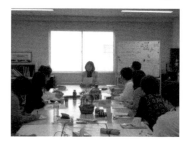

3

ほっとステーション　ある日のスタッフの動き

臨床心理士その2

1．某月某日月曜日

9時	デイケアスタッフミーティング『朝のミーティング』に参加。①
9時15分	疾患別治療計画のケースカンファに参加。②
10時	うつ症状を持つ患者に対する集団認知行動療法プログラム『うつのち晴れ』のスタッフとしてプログラムを行う。③
11時30分	『うつのち晴れ』終了後，参加スタッフとプログラムの振り返り。④この日の『うつのち晴れ』のテーマは"自動思考"について。
12時	昼食をとりながら法人，関連事業所の責任者会議に参加。⑤
13時	デイケア利用のない外来患者のカウンセリング。50分の面接の後，短時間で記録。⑥
14時	デイケアを利用している医療観察法の対象者のカウンセリング。終了後記録。⑦
15時15分	ケア会議のために地下鉄に乗る。⑧
15時30分	就労継続A型事業所で働く担当患者のケア会議にPSWとともに参加。⑨
16時35分	一足先に事業所を出てほっとステーションに戻る。
17時	万引き防止グループ『H2』のスタッフとしてプログラムを行う。⑩
18時15分	『H2』プログラム片づけの後記録。
19時	帰宅。

＊後日，担当PSWとケア会議の振り返り

V　院内連携

①
　朝，その日に出勤しているデイケアスタッフ全員で，前日までのデイケアメンバーの情報交換や対応の検討などを行なう。職種は医師，看護師，精神保健福祉士，臨床心理士，音楽療法士など多職種。病院の『申し送り』に近いが，グループホームや24時間電話の情報があること，多職種チームからさまざまな情報が得られることが特徴的。

②
　『朝のミーティング』と同じメンバーによる，ミニケースカンファレンス。デイケアメンバーと評価面談をした担当スタッフからの情報を中心に，各スタッフがさまざまな場面で関わりを持っているため，多くの視点から意見や見立てがなされる。

③
　『うつのち晴れ』は期間の決まったデイケアでの疾患別クローズドグループプログラムで，メンバーもスタッフも固定。対象メンバーはリワークデイケアと違い，退職されていたり仕事をしていても福祉的就労であったりと，よりサポートの必要な人が多い。臨床心理士，精神保健福祉士，事務職員で運営している。スタッフは一部交代しながら毎回3名で行っている。筆者はメインスタッフとして毎回参加。

④
　回ごとに振り返りを行いスタッフ間の理解，認識を共有。開始前の計画で進めて行くだけでなくメンバーやグループの変化に対応すべく内容の微調整も話し合う。

⑤
　院長，事務長，精神科デイケア，復職支援デイケア，関連就労継続事業所，グループホームの責任者による会議で，それぞれの部署の現状把握や共通するメンバー支援のための情報交換などを行っている。

⑥
　当クリニックはデイケアを中心とするクリニックではあるが，デイケア通所を経て福祉就労につながった方，一般就労につながった方，休職中の方，もともと一般就労をしていて受診しデイケアは利用していない方など，さまざまな病態，段階の方のカウンセリングを行っている。職場や本人からの要請で会社の上司や人事部の方と面談を設けることがある。また，触法者の場合には弁護士，保護観察官らと連携することもある。

⑦
　本人との面接の他，治療評価会議，ケア会議などにも参加し，多職種，他機関との連携を行っている。一般的な面接と違い，本人との面接は面接室だけの秘密を保つ側面よりは，チームで情報を共有することが重要な面がある。

⑧
　ほっとステーションは札幌市の都心の地下鉄駅直結のビルにあるため，他施設への移動が非常に便利である。

⑨
　毎日のデイケア通所から福祉的就労がメインとなった，カウンセリングを継続している方のケア会議が数カ月に1回行われており，殆どの回に参加している。この回は，本人が働いている事業所で行われ，当クリニックからは担当PSWと，筆者が参加。事業所からは責任者と担当の指導員，ハローワークからは担当者が参加。別の回では主治医や，生活保護を受けている方でもあるため，区役所の保護課の担当者も参加している。

⑩
　グループ担当スタッフは医師と筆者の2人。参加メンバーには筆者がカウンセリングを担当している人もおり，面接時に万引きの方を対象とする長野保護観察所作成の文献の一部を使用している。

V　院内連携

　精神科デイケアがメインのクリニックの臨床心理士の業務としては，（1）デイケアスタッフとしてさまざまなプログラムの担当（上記③，⑩），（2）個別のカウンセリング（⑥，⑦），（3）カウンセリング担当者として外部の方たちとの連携（⑥，⑨）といったものが挙げられる。基本的にデイケアスタッフであることから，日常的に多職種とともに働いており，院内では『連携』と改めて認識することもなく情報交換や役割分担を確認している。（①②④⑤）。

　臨床心理士としての専門性は，カウンセリングや治療的プログラムで発揮される他，カンファレンスやケア会議，プログラム運営でのミーティングなどで，クライエントの主観的な世界を考慮する発言などから，他職種から意識されることがあるかもしれない。

4

ほっとステーション　ある日のスタッフの動き

看護師

1．はじめに

　筆者は一般精神科デイケアである，ほっとステーション所属の看護師である。当院は多職種スタッフで構成されており，職種は違うが全員が「デイケアスタッフ」として日々の業務に従事している。精神科デイケアのほか，外来診療や訪問看護も実施しているが，部署ごとにスタッフを固定していない。看護師も日々各部署でさまざまな業務に従事しているが，職種の専門性により，外来および処置室業務に関しては看護師のみの配置となっている。

　特に外来にはさまざまな患者に関する情報が集約しやすく，必要時には医師への報告や確認を行い，他スタッフへの指示および情報伝達などの役割を担う機会も多い。このことは多職種での支援を行っている当院での院内連携をスムーズにすることにもつながっていると考える。

　訪問看護も看護師2人もしくは看護師と精神保健福祉士の2人ペアとなり実施している。

　そのほか精神科以外の身体科の受診なども必要時には看護師が同行し，治療が適切に継続できるよう支援している。当院では看護師の業務として，訪問看護や受診同行などのアウトリーチ活動も多い。

　一般に精神科デイケアは，生活能力の回復や向上，再発・再入院を防ぐことで社会復帰や社会参加を促すことを目的に行われる外来治療のひとつである。看護師の役割として，疾病に関連した症状に対する観察や服薬についての相談・助言

V 院内連携

などが主なものであろう．ダイエットに関連したプログラムなど，職種の専門性を生かしたプログラム運営なども看護師が担当しているが，そのほか疾患別や課題別のプログラムなども，多職種と協働で担当している．

さて，ある日の看護師の1日について紹介したいと思う．

2．某月某日火曜日

9時	デイケアスタッフミーティング「朝のミーティング」に参加．①
9時15分	疾患別治療計画のケースカンファレンスに参加．②
10時	デイケアプログラム「怒りとどう付き合うか」の担当スタッフとしてプログラムを行う．③
11時30分	プログラム終了後，参加スタッフと振り返り，および記録．④
12時30分	外来および処置室業務．⑤
15時	医療観察法対象者のケア会議に参加．⑥
16時	デイケアプログラム「午後4時のつどい」にピアスタッフとともに参加し，プログラムを行う．⑦
17時	プログラム終了後，ピアスタッフと振り返り，および記録．⑧
18時	帰宅．

①
　朝，その日に出勤しているデイケアスタッフ全員が参加し，前日までのデイケアメンバーおよび外来患者の情報交換や対応についての検討などを行う．職種は医師，看護師，精神保健福祉士，臨床心理士，音楽療法士など他職種．スタッフは職種や専門性の違いはあるものの，全員が「デイケアスタッフ」としての業務を中心に従事している．職種別の業務の完全固定制ではなく，各スタッフが日々それぞれの部署で業務に従事するスタイルとなっている．

②
　「朝のミーティング」と同じスタッフによる，ミニケースカンファレンスである．デイケアメンバーと評価面談をした担当スタッフからの情報を中心に，各スタッ

フがさまざまな場面で関わりを持っているため，多方面からの視点や意見，見立てがなされている。

③
　「怒りとどう付き合うか」は，1クール3カ月と期間の決まった，デイケアプログラムの一つである。クローズドグループで，メンバーは怒りに関する何らかの問題を自覚し参加を自ら希望する場合と，スタッフからの勧めで参加する場合があり，事前登録制を基本としている。スタッフも各職種から数人がプログラム担当となり，毎回2人ずつ輪番制で担当している。
　前半はテキストを用いての講義形式とし，後半はメンバーの怒りにまつわるエピソードを挙げ，自分以外の人の考えを確認したり，対処方法などについてグループでディスカッションしながら進めている。

④
　プログラム終了後は，できる限り振り返りを行い，スタッフ間の理解や認識などを共有している。メンバーの現状やグループの状態を確認することで，次回以降のプログラムの進め方などについての検討もしている。

⑤
　処置室業務は，外来およびデイケアメンバーに対する看護業務全般がメインとなる。
　注射や採血等の外来業務はもちろんだが，デイケアメンバーも自由に行き来できるようになっており，不調時の休息や相談のため訪れるメンバーも多く，学校の保健室をイメージしてほしい。血圧測定をしながら他愛もない話をすることもあれば，薬や症状のことなどの相談に乗ることも多い。その他，ダイエット中の人の体重測定や食事指導，外来患者およびデイケアメンバーからの電話相談なども，できる限り対応している。
　また，当院でのさまざまな嗜癖や依存症治療のひとつとして取り組んでいる条件反射制御法の各種作業も，看護師が外来業務のなかのひとつとして行っている。

Ⅴ　院内連携

⑥

　ケア会議は当院では積極的に実施している支援の一つである。これから先の本人の目標に焦点を当て，「就労支援」「これからの生活について」などを目的とすることもあれば，入退院を繰り返すケース，長期入院後のケース，触法ケースなどの「地域定着」を目的とする場合もあり，さまざまなケースに行っている。

　例えば触法ケースの「地域定着」が目的であれば，参加する支援者は院内チームからは主治医，心理士，精神保健福祉士，看護師やグループホーム世話人などであり，外部の支援者は地域定着支援センタースタッフや保護観察官，回復支援施設スタッフ，麻薬取締官，保護課職員などが主な参加者となる。

　支援者が一同に集まることで顔の見える関係ができ，このことは今後の連携がスムーズになりやすいことにつながっていると感じている。

　医療観察法のケア会議は1～2カ月ぐらい定期的に実施されているが，対象者に何かあれば緊急で行われることもある。会議のコーディネイトは社会復帰調整官が担っており，院内チームの一人として医師や担当医，精神保健福祉士，心理士などと共に参加している。

⑦

　「午後4時のつどい」は，依存症プログラムのひとつであり，さまざまな依存を抱えるメンバーが参加している。このプログラムの進行はピアスタッフが主導で行われており，スタッフはコリーダー的な立ち位置で参加し，ともに協働しながらプログラムを進めている。

　いわゆる自助グループで多い「言いっぱなし，聞きっぱなし」だけでなく，ディスカッションや質問などもOKとし，自助グループ等への参加のしやすさを大切にしており，お菓子やお茶を飲みながらのざっくばらんな雰囲気で行っている。

⑧

　毎回ごとにその日のプログラム内容について，ピアスタッフと一緒に振り返りを行っている。プログラムの運営や内容について確認し，共有することで次回以降につなげることができる。スタッフは輪番制となっており，ピアスタッフもリーダー，コリーダーは輪番制となっている。

3．おわりに

　ある日の看護師の1日について記載してきたが，これはほんの一例である。1日外来業務の日もあれば，午前はプログラムに参加し，午後から訪問に出ることもある。同じ看護師であってもスタッフによって日々の動きが全く異なるのも，当院の特徴である。

　看護師という専門職として，疾病理解や知識の習得は必須であるが，スタッフ1人1人の性別や年齢，趣味や人生経験などは，私たちが関わるうえでとても大事になることも多く，チームで支援する中では，職種を超えた役割分担も有効であると感じている。

　対人援助職の私たちにとって，信頼関係の構築が非常に大切なことである。通所者が「ここに通って良かった」と思える安心感が信頼へと変わり，精神疾患からの回復につながるのではないだろうか。

　看護師は患者の一番身近な支援者なのだと思う。その立場を大いに利用し，支援していけたらと思う。

5

ほっとステーション　ある日のスタッフの動き

精神保健福祉士

1．はじめに

1）本院における精神保健福祉士（PSW）の仕事

　ほっとステーションは精神科ソーシャルワークの一環として，複数のグループホームを運営している。筆者が多く関わりをもっている，このグループホームの入居者との日常を追いながらほっとステーションにおけるソーシャルワークの一端を紹介したい。

　以下，グループホーム・メビウスでの取り組みを中心に，PSWをはじめとしたスタッフの働きを述べてゆきたいと思う。

2．PSW―ある日の動き（○月○日月曜日の例）

　曜日ごとに若干動きは異なってくるが，もっとも多忙となるグループホーム業務がある月曜日の動きを追ってみたい。

Ⅴ　院内連携

7時30分	グループホームメビウス①到着。調理担当ピアサポーター②と打合せ。記録表の準備などを行う。
7時40分	各部屋巡回。朝の挨拶，服薬状況や気分などについて聞いたり，キーワードアクション確認③もする。メニューについては事前にピアサポーターと細かく打ち合わせをしている。また，事前に前日までの記録に目を通し，状況を把握しておく。食事は任意であるため，顔を合わせられないメンバーもいる。そのため訪問し対話することや，生活を垣間見ることは重要である。就労しているメンバー，デイケア通所が中心となるメンバー，自室にこもりがちなメンバーなど状況はさまざまなので，グループホームに入居している意義を認識しながら，回復への途を探る重要な時間である。また，トラブルを事前に防ぐための情報収集の機会でもある。
8時	入居者が順次共有スペースに集合し，朝食を摂る。和やかな雰囲気づくりに努め，世間話の中から考えていることを感じ取ったり，表情，会話の内容，行動など状況の把握をする。対応ではうかがい知ることが難しい入居者の状況について，時にはくだけた雰囲気の中で話し合うことが大切である。食事の時間はそれが可能な重要な時間帯である。
8時30分	ほとんどの入居者が自室に戻る～後片付け～ゴミ捨てなど
8時40分	業務日誌を作成，夕食弁当※の発注などを行う。 ※グループホームの夕食弁当は任意で発注できる。またナイトケアでの夕食提供や週一回グループホーム内で提供している夕食会など選択が可能となっている。
9時	気になった入居者や，各部屋巡回時に会えなかった入居者を訪問し，悩み事を傾聴したり，何か困ったことがないか要望があれば聴き取るようにする。
9時20分	送迎利用者のための車④到着。入居者とスタッフが同乗し，ほっとステーションに向かう。車内では和やかな雰囲気づくりに努め，入居者がリラックスしてデイケアでの一日を送れるように配慮する。
9時50分	ほっとステーションに着き，受付を済ませ，金銭管理⑤利用者に対し出金対応をする。また，保護費，年金，給与の振込日にあたる日は，銀行に同行し不慣れなATMからの出金，両替をサポートする。終了後ほっとステーションに戻り，家賃の支払い，生活費，予備費の振り分けなどを本人同席で行う。
10時	「パソコン講座」プログラムを担当し，参加入居者の質問に答えたり，操作方法を説明したりする。プログラム中であっても，参加者の体調や気分の変動，好不調の波を把握するため気を配る。パソコン講座は，今まで全くパソコンに触れたことがないメンバーが，最低限のパソコンスキルを身に着けるために入力の基礎から始めるプログラムである。
11時30分	プログラム終了。プログラムによっては，参加者と振り返りを行い，ポイントカードに捺印～スタッフルームに戻り，プログラム参加記録を電子カルテに入力する。プログラムにおいて参加メンバーはどのような状況であったかを振り返り，今後の課題などをスタッフ間で共有できることを心がけながら記録をしてゆく。また，参加者にはポイントカードを事前に配布しており，参加プログラムが増え，スタンプが溜まる過程を目で確認できるためモチベーション向上に一役をかっている。

12時	デイルームに移動し，グループホーム入居者と共に昼食を摂る。リラックスした中で談笑しながらも多くのメンバーと対話を持ち，状況の把握に努める。多種多様な障がいを持つメンバー同士の間を取り持つこともスタッフの大切な役割である。特にいつもと様子が違うメンバーの情報は，リーダースタッフ（日替制）に報告し情報をスタッフ間で共有し対応する。
13時	グループホーム入居者に同行し，区役所へ赴き，障害者手帳の取得手続きを支援。その足で近隣の携帯電話ショップへ同行，利用契約のサポートをする。契約内容や確認事項を聞き取り，メンバーが理解できない場合などは分かりやすく説明を行う。
14時30分	ほっとステーションに戻り，院内就労支援を受けているグループホーム入居者と面談。仕事の振り返りを作業報告書に基づき行う。この場合，やる気が継続できるように励ましたり，共感しながら進める。また，次回予定の確認，助言，要望などの聴取などを行う。院内就労では「厨房での業務」「送迎車，訪問看護の車の清掃」「デイルーム喫茶業務」などがあり，本人の適性，希望などを考慮し，話し合いながら就労場面を決定する。とりわけ「送迎車，訪問看護の車の清掃」は車好きのメンバーからの強い要望があり行われており，一回ごとに振り返りを行い，問題点や良かったことを洗い出し，次回の就労へ向けて再確認を行う。適宜簡易なレポートを提出してもらうことがある。院内就労はプログラムの一環としてのもの，当院併設の別法人を通じて行われるものがある。後者はデイケアとは別に扱われている。
15時	電子カルテに業務内容や，これまでの関わりの中で得られた情報などを記録する。
15時30分	スタッフミーティング。グループホーム入居者をはじめ，特に気になるデイケア利用者の情報交換を行い共有する。多職種が連携する場合の情報の共有は，職種間の視点を共有することにもなり，効率的で効果的なケアには必要なものである。リーダー制やミーティング，記録はそれらを具現化するためには重要であり，情報の共有を基本に，必要に応じて職種間の連携がとられる。多職種の関わり合いの中で，最適なケアを模索し，実施して行く。スタッフは日替わりでリーダー業務を行う。リーダーはスタッフの動きをまとめ把握し，さらにメンバーに関する情報も集約し適宜共有を行う。いわゆる「ハブ」の働きをする。多くのメンバーを抱えるデイケアにおいて多職種が連携を図るためには，重要なシステムである。⑥
16時	デイルームへ戻り，面談が必要なグループホーム入居者と面談。スタッフルームに戻り，翌日以降の準備，スタッフ間打合せなどを行う。
17時	業務終了。

V 院内連携

①グループホーム・メビウスについて

　グループホーム・メビウスの入居者は，何らかの嗜癖の問題を抱えた者が大半を占めている。

　原則として「条件反射制御法」（CRCT）による治療を受けている者が多く入居している。つまり，グループホーム・メビウスは「生活の場」であると同時に「治療の場」としての役割が求められている。

　医師，看護師，精神科ソーシャルワーカー（PSW），臨床心理士，ピアサポーター等複数の職種がそれぞれの専門性を駆使し日々関わりを持っている。

②グループホームでの食事提供と関わり方の工夫

　調理担当の元入居者であるピアサポーターが配属され，PSWと連携し，それぞれの役割に応じた働きを行っている。ピアサポーターは，グループホームの状況を把握しており，生活の悩みなどを理解するのに早く，メンバーの立場に立った関わりが可能であり，安心感と連帯感を醸成するのに一役をかっている。

　毎日のメニューはピアサポーターがPSWと協力し立案管理し，食材の仕入れから調理までを一貫して行う。提供は共有スペースで行い任意である。季節感のある献立はメンバーには大好評である。なお，食事提供は，朝食が月曜日から金曜日，夕食は木曜日のみとなっている（いずれも任意）。また希望者には夕食の弁当も提供している。

　またPSWは調理担当との分業により，メンバーと関わる時間ができることから，積極的にメンバーの部屋を訪問し「ミニ面談」を実施することもある。自室でのコミュニケーションは，メンバーがリラックスできるためか，デイケアとは違った関わりが可能であり，思わぬところからメンバーの悩みや，要望の聞き取りができる。得られた情報を基に，改善点を見つけ，メンバーにフィードバックしている。

③「条件反射制御法」（CRCT）におけるキーワードアクションの確認

　グループホームは生活の場と共に治療の場でもある。常にメンバーの治療進捗を頭に入れながら関わりを持つことが重要である。

④デイケアへ等への送迎

　送迎担当ピアサポーターを中心に配置し，ここでも複数の職種が関わっている。送迎は月曜日から土曜日まで行う。グループホーム・メビウスに入居した時点では原則全てのメンバーに送迎利用を勧め，状況を鑑みながら，ケア会議などで話し合って順次解除して行く。治療が効果を出し始めるまでには一定の時間が必要であり，またデイケアまでの道のりには，さまざまな再犯等へのリスクがあり，そのリスクから物理的に遠ざける期間が必要である。送迎は状況をみながら，部分的に解除することもある。また，グループホーム入居者以外にも高齢や，通所時にリスクが高まる場合，人込みにいることが困難な場合など自力通所が難しい場合には通院，デイケア通所支援の一環としての送迎も行っている。

　日曜日・祝日には看護師，PSW，ピアサポーターがチームとなり（2名体制での巡回），グループホーム入居者やケアを要する患者に対し巡回訪問を行う。年中無休体制で臨んでおり，切れ目のない支援を実施している。

　巡回時は，安否確認，服薬管理，「条件反射制御法」（CRCT）に則った治療，買物支援，生活費の手渡し等多職種連携ならではの手厚い支援が行われている。また，巡回時の情報に関しては速やかにスタッフミーティング，院内カンファレンス，ケア会議などを通じ，院内スタッフ，院外の支援者が共有する。

⑤金銭管理について

　まとまった金銭を持つことにより，アルコール，薬物，ギャンブル等へ接近するリスクが高まることがある。防止策の一環として，金銭管理を行っている。導入は任意であり全員に義務付けされてはいない。導入時にケア会議の場などで本人と話し合い，担当PSWとルールを決めて実施する。状況を鑑みながら順次緩和，解除を行い，一連の流れの中で計画的な金銭の使い方を習慣付けるように工夫されたシステムとなっている。月々の収入の中で1カ月のおおよそのやりくりができるようになることが目標であるが，個人によっては失敗を繰り返した後に，金銭管理に依存してしまい自分でやりくりをしたがらなくなってしまう人もいる。また就職後の短期間，金銭管理を再度希望する人がいる。

⑥スタッフ間,院外(社会資源)との有機的な連携と接続支援

　入居者の過半数は生活保護受給者であり,自ずと当該区役所保護課職員はケア会議に出席することもある。特に入居時の諸手続きに関しては,生活保護申請をはじめ,住民票(転入手続き),年金関連,障害者手帳(申請・書換え),交通費助成等多岐に渡る手続きの支援をPSWが入居者の依頼により行うことが多い。

　また,すべての就労希望者に関しては,就労支援(一般就労,障がい者雇用,作業所,院内就労等)も行っている。

　このようにメンバーはさまざまな福祉サービスを利用しており,単独では煩雑な制度へのアクセスが困難な場合も多い。PSWの真骨頂を発揮する場面でもあり,そのためには制度を熟知していることが重要である。また,その他,公的なもの以外の生活場面での各種手続きも依頼されて支援する場面が多く,生活アドバイザー的な役割をも担っている。

　しかしこのような支援は一時的なもので,本人が自力でできるように支援する。従ってすべてをPSWが代わりに"やってあげる"のではなく"やり方を教え"自分でやってみるよう勇気づけることを忘れてはならない。

3. おわりに

　グループホーム入居メンバーとの関わりや業務をPSWである自身の一日で追ってみた。

　グループホームを運営する医療機関であり,多職種が連携し合うほっとステーションでは,複数の視点から業務を行う必要がある。これまで述べてきたように,医師,看護師,PSW,臨床心理士,作業療法士,音楽療法士,生活指導員,グループホーム専従者,医療事務スタッフ,経理事務スタッフ,ピアサポーターと,さまざまな職種が連携し合い,チームワークを駆使してメンバーを治療,支援にあたっている。

　多くの視点を共有できるメリットを活かしながらも,PSWとしての業務を行う難しさはあるが,それを入居者にフィードバックでき,改善が見られたり,ニーズに応えられた喜びは何事にも勝るものがある。チームワークの大切さを実感しながら業務にあたる毎日である。

また，ほっとステーションでは院内と院外の連携を重視している。これは，院内限定の閉ざされた支援に止まらず，さまざまな社会資源との有機的な関わりを持つことにより，幅広い支援を実現するためである。例えば，院外支援者を招聘してのケア会議，病状悪化による他院への入院支援など，院外との関わりを重視しその機会を積極的に増やしている。

　治療しながら地域移行を進めるスピード感，多職種連携のダイナミズムが実感できることは福祉の仕事に携わる者としては大きな喜びでもあり，メンバーの皆さんが喜ぶ顔を見る事は，PSWとして明日への励ましであると同時に望外の喜びでもある。

6

リワークオフィス　ある日のスタッフの動き

精神保健福祉士

1．大通公園リワークオフィス　ある日のスタッフの動き

　筆者は当リワーク・セクション（大通公園リワークオフィス）のリワーク・フォーラムという名のクラス（本格的な復職支援クラスにむけた準備クラス）を担当している。

　担当クラスの運営，担当ユーザーの個別支援，プログラム運営，デイケア利用導入の調整（オリエンテーション・体験の振り返り面談）が主な業務内容となる。

　「ある日のスタッフの動き」を通して，チームの中での精神保健福祉士の役割について報告したい。

2．某月某日月曜日

8時30分	リワーク・フォーラムの朝の準備。①
9時	デイケアスタッフミーティング『朝のミーティング』に参加。②
9時30分	訪問看護（医療的な介入）。③
11時	訪問後の対応（家族との連携）。④
11時30分	ユーザーとの個別面談。⑤
12時	昼休み。⑥

Ⅴ　院内連携

13 時	プログラム運営。⑦
14 時	体験の振り返り。⑧
14 時 30 分	オリエンテーションの実施。⑨
15 時 20 分	ユーザーの近況確認。⑩
16 時	デイケア「ほっとステーション」のスタッフとの連携。⑪
16 時 20 分	振り返り用紙へのコメントバック。⑫
16 時 40 分	リワーク・フォーラムの環境整備。⑬

①

　当クラスはカフェ，自習室，プログラム室と三つの活動スペースで構成されている。ユーザーが快適に過ごせるように，環境整備を行うことから1日が始まる。
　具体的な内容はカフェで提供する飲み物・菓子の準備，ヒーリングミュージックの選曲，アロマフューザーの準備，室内照明の調整，書籍棚の整理，その他備品の補充作業などである。

②

　スタッフ全体で情報を共有する。職種は医師，臨床心理士，看護師，作業療法士，精神保健福祉士などの多職種のスタッフがチームで協働している。
　前日のユーザーの様子，各クラスでの特記事項，リワーク全体の運営に関する情報の伝達などがあげられる。医師や他スタッフの意見を参考にユーザーへの関与や支援の方向性を再検討することもある。

③

　ときに受け持ちユーザーの緊急的な介入の必要性に迫られることもある。
　当クリニックの外来看護師から，「ユーザーが外来受診を何度も休んでおり，電話口で支離滅裂な言動を発している。前日から連絡が不通である」との連絡が入る。
　外来看護師と筆者の二名で，安否確認と受診同行の目的で自宅を訪問する。
　結果としてユーザーの安否確認はできたが，受診の促しには全く応答してくれない状況となる。

④

　訪問時の様子を主治医に報告後，担当者として家族に電話を入れる。

　家族にユーザーの現状報告を行い，治療に関する医療側の役割と家族の役割を明確にし，今後の支援の方向性を共有することで，家族も安心し円滑な協力関係へと繋がっていく。

　医療と家族の連携は，ユーザーを孤立させずに危機的な状況を乗り越えてゆくためのサポート機能をより強くする。

⑤

　ユーザーが生活リズムを確立し心身の活動性を高め，本格的な復職支援クラスに移行できるようにサポートするのが，このクラスの役割である。

　ユーザーの回復ペースには当然ながら個人差があるため，面談を通して，各事例の状態像や能力，経験などに応じてプログラム内容の提供と通所ペースや参加滞在時間を一緒に相談し決めていくこととなる。

　退院治療の後や自宅療養間もなく体力や意欲の低下が目立っていることが多いため，通所するだけでも疲労を強く自覚する傾向がある。また建設的な行動が思うに任せないことに罪責的になり，復職への強い不安を訴えられることが少なくない。

　そのような状況のもとで，「朝起きて身支度を整え，通所に至るまでの行動がすでにリハビリテーションである。小さな取り組みの積み重ねと習慣化が復職へのスタートラインである」と伝えながら，継続的な通所の必要性の意義を一緒に確認しあう。

　ユーザー個々人の回復ペースを尊重し，クラス移行に向けて準備性を少しずつ高めていく。

⑥

　当クラスには筆者の他に臨床心理士 2 名が担当している。昼休みの時間はスタッフ各々が時間を調整し，クラスでユーザー達と一緒に食事を取る。

　雑談をしながら，プログラムや面談時には見られない，ユーザーの新しい一面に触れることも多く，ユーザーの全体像を理解する機会ともいえる。

　体験に来ている方々には昼食を一緒に取りに行き，体験時の様子や質問などを

Ⅴ　院内連携

本人から伺う。初めての環境で非常に緊張感が高まり，前夜は不眠がちとなる人々も稀ではない。

　スタッフが程良く声かけや雑談をして疲労が著しくなければ，午後のプログラム参加への動機付けが高まるように配慮している。

　当クラスはその時間的・空間的な枠組みが強くなりすぎないため，朝礼・終礼を実施していない。そのため午前には必ずクラスに赴き，声をかけながらユーザーの様子に変化はないか確認をするが，今朝のように，突発的な訪問などのケースが入るとその時間が取れないため，昼休みにユーザーと一緒に過ごす時間は貴重である。

⑦

　通所を開始したばかりである，あるいは本格的な復職支援クラスの移行を直前に控えた方など，幅広い状態像のユーザーが所属するのがこのクラスの特徴である。したがって，できるだけどのような状態像の利用者にも適応可能なプログラムの運営を心がけている。

　負荷の少ない個別的作業療法・軽運動から再発予防のための心理教育・スキルトレーニング，自己表現・他者理解を深めることを目的としたグループワークなどを提供している。

⑧

　当リワークでは通所を希望される方にはまず2回の体験参加をして頂く。体験を終えた当日に面談時間を設け，体験の感想を踏まえて次回の体験クラスの調整や利用の意思確認を行い，翌日の朝のミーティングで各スタッフに周知する。

⑨

　利用に先立ってオリエンテーションを実施している。各クラスの特性など概要説明を行い，本人の生活歴や治療の概要，復職の期限，利用目的などを伺う。

　ある程度本人の意向も踏まえつつ，どのクラスを体験利用して頂くか一緒に相談をして決める。利用の方向性を定める初期アセスメントとして大切な業務である。

⑩
　理由が不明なまま何日間も欠席されるユーザーには，近況の様子を伺うために電話を入れる。本人の通所ができない状況を確認，その要因を一緒に整理する作業である。
　状況によっては個別に面談時間を設けその対策を考える。電話をすることが逆に本人の心理的な負担となることもあり，主治医と相談しながらの対応が求められる。
　また外部主治医のユーザーに関しては，まずその医療機関の窓口であるＰＳＷに連絡し外来受診時の様子や主治医の所見を伺いながら，一緒に対応方法を検討する場合もある。

⑪
　デイケア「ほっとステーション」では，統合失調症や発達障害などのさまざまな疾患別プログラムを提供している。
　ユーザーの課題によっては，生活リズムや基礎体力を整えると同時に，自身の疾病特性を理解し，その付き合い方に触れることが並行的な組み取りとして必用とされる。
　本事例では担当ユーザーの「発達障害を抱える人のためのグループ」のプログラム導入についてほっとステーションの担当者に相談し，利用目的が適っているか否か一緒に検討を行う。

⑫
　ユーザーには一日の所感を記載する振り返り用紙を毎日提出してもらう。クラス担当者がコメントを記載し，翌日返却するシステムとなっている。振り返り用紙を通して，ユーザーの状況を把握し，近々の介入が必要な場合は面談時間を設けることもあるため，スタッフとユーザー間の橋渡しを行い，支援を継続する上での貴重なツールである。

⑬
　事例によって通所ペースが異なるため，個人的な内容が記載されている振り返り用紙を返却するには配慮と工夫が求められる。そのため振り返り用紙はクラス担当者がその日のうちに各ユーザーの個人ファイルに直接戻すようにしている。
　その後，クラスで利用した備品を整理し，室内の清掃や衛生面のチェックなど翌日の活動に向けて大まかな環境整備を行う。

3．おわりに

　筆者が「ある日のスタッフの動き」で報告できなかった当クラスの特性や，担当するユーザーへの個別支援の事例を通して精神保健福祉士の役割について補足したい。
　当医療法人では一般精神科デイケアと復職デイケアと異なる機能をもつ二つのデイケアを有している。この利点を上手く活かし，ユーザーのニーズや治療課題に応じて両デイケアを段階的に使い分けをしたり，当クラスを基軸に置きながらデイケア「ほっとステーション」をスポット的に活用することで，一般精神科デイケアには馴染めない，しかし医療的な配慮から今すぐには本格的な復職支援クラスに通所できない「狭間のユーザー」に，より個別的な支援プログラムや治療環境を提供することが可能となる。
　この背景には両デイケアの担当者が顔の見える風通しの良い関係性のなか，状況に応じて臨機応変に院内連携を図られることが後押しとなっている。
　次に精神保健福祉士の役割について補足したい。
　障害年金や生活保護申請のサポートなど，社会保障制度を活用してユーザーの経済的な基盤を整える，就労支援事業所などの施設見学，ハローワークや企業面接への同行，訪問看護で基本的な生活環境の場を整える，また外部主治医へ赴きケア会議を通して現状の問題点を整理し新たな目標を皆で共有するなど，さまざまな事例に対処するために院内外問わず，フットワークの軽さやフレキシブルな対応をとることが求められる。
　その際，単に病状や個人の問題点のみを焦点化するのではなく，ユーザーを取り巻く環境との相互作用から生じた事象と認識し，アセスメントをするのは言及

するまでもない。

　ユーザー自身が本来備えているストレングスやレジリエンスを信じ，復職・復学・就労に向けて生活の再構築に取り組んでいる「生活者」として尊重しながら，複合的な視点からアプローチをして行くことが求められる。

　とかく精神保健福祉士の専門性は行政，公的社会保障制度，地域サービスなど社会資源の活用を通して語られることが多いが，本来の精神保健福祉士の役割は単なる社会資源の提供ではなく，対象者へのケースワークと同時に，地域に働きかけ必要な支援を模索し創造しようとする姿勢が大切だと考えている。

7

リワークオフィス　ある日のスタッフの動き

看護師

1．はじめに

　リワークでは医師の他に，精神保健福祉士・臨床心理士・作業療法士・看護師がスタッフとしてチームで協働している。「リワークスタッフ」としての業務は職種の垣根を越えて共通しており，①担当クラスの運営②受け持ちユーザーの個別支援③プログラム運営，が主である。とはいえ，実際に取り組む際にはそれぞれの職種の持ち味が発揮されることとなる。多角的な視点を活かして治療やリハビリを進めることに役立てている。

2．リワークでの看護師の役割

1）身体症状の相談相手

　各利用者は心理面，生活面，職業面などの相談は担当スタッフに行うが，身体症状に関しては看護師が直接窓口となることも多い。怪我や急な身体不調への応急処置はもちろん，プログラム終了後のちょっとした時間や廊下を歩いている時などに呼び止められて，相談が始まる。内容は多岐に渡るが，大きく分けると身体科の受診が必要かどうかのアセスメントおよび，経過観察でよいと判断した場合には安心をサポートすること，が役割である。受診した方がいいと判断した場合には身体科医療機関の紹介も行う。経過観察でよいと判断した場合の方が重要で，神経症的な傾向を持つ方も多く軽微な症状であっても気になって心配し過ぎ

てしまうこともよくみられるため，判断の根拠と対処方法について丁寧に説明し，状態が変化した時にはまたすぐ相談に乗れることを伝える。

2）精神症状の理解と観察

リワークという枠組みの中では，多くの場合復職（再就職）という非常にクリアな目標が設定されている。ゆえに，利用者の病状はその目標に向かえる段階まで回復していることが前提となり，比較的病状の安定した方々を対象としていると言える。そのため現時点での様子だけみていると疾病の全体像が描きにくい場合も多く，ともするとスタッフの抱く疾病感が安易に楽観的な方向に流れることも危惧される。看護師としての経験から，今より病態の重い時期を経てリワークに辿り着いたこと，これまでの治療過程で多くの困難を乗り越えてきたであろうこと，に思い至ることができる。そのことは利用者を理解する1つの視点として，とても役に立っている。

またリワークにおいては比較的軽度のうつ病事例が多いものの，反復性の事例や双極性障害，統合失調症圏，パーソナリティに偏りのある事例やASD，ADHDなど，その他の病態も積極的に受け入れている。経過の中で，うつ状態の悪化や躁転，精神病症状が顕在化したりするような場合もあるため，その兆候になるべく早く気づくことも必要となる。変化に気づくには，病態の知識を持った上で，共に過ごす中で一人一人の様子を普段からよく見ることが重要であり，本来的に「観察」を役割とする看護師として力を発揮したい部分である。

3．ある1日の動き

①

前日の様子についてスタッフ全体で情報共有する。関わり方に迷った場合などは医師や他スタッフに相談できる場にもなる。

②

出欠を確認すると同時に，一人一人の利用者の様子が見るとはなしに目に入る。顔色や整容，服装，姿勢や座っている場所など，毎日一緒に過ごしていると小さ

9時～9時30分	スタッフミーティング①
9時30分～10時	担当クラスの朝礼②
10時～11時30分	外部講師によるプログラムに参加③
11時30分～12時	個別面談（復職・再就職支援）④
12時～13時	昼休み
13時～14時30分	プログラム運営⑤
14時30分～15時	個別面談（食生活支援）⑥
15時～16時	職場面談への同席⑦
16時～16時30分	担当クラスの終礼⑧
16時30分～17時	振り返り用紙へのコメント記載⑨

な変化に気が付くようになる。「熱っぽいのではないか」「寝不足かな」「今日の服装はオフィスにふさわしくないな」「AさんとBさん，距離をとっているな…」など観察されたことについて，必要に応じて朝礼後に声をかけている。

③
　プログラム参加中の利用者の様子（取り組み方，態度，発言内容，他者との関わりなど）を観察する。その人の行動特性が見えることに加えて，体力，集中力，理解力などの程度を把握することができ，病状と復職（再就職）準備性のアセスメントに役立てている。また，観察するだけではなく共に参加するというスタイルをとることで，ユーザーの感じていることを共有できたり，負荷が高すぎる・低すぎるなどの判断や感想を講師に伝えることも可能となる。効果的な運営のためには，講師への医療的な情報提供も必要である。

④
　各ユーザーが「これからどのように働いていくか」を明確にし具体的に行動できるよう最終仕上げをサポートするのが復職・就職直前コースの担当者の役割である。働き方を考えるとき，それは仕事に対する姿勢にとどまらず，自己や他者との関わり方，さまざまな価値観，生活習慣のクセ，病気との付き合い方などの

Ⅴ　院内連携

微調整が必要となる。それらをふまえたこれまでの思考パターンや行動特性について，共に過ごす中で感じたことを伝えながら振り返り，実際の仕事場面ではどう行動するかに落とし込んでいく。

⑤

　看護師という立場で，健康管理に関するプログラムを各クラスで提供している。内容は食生活に関連するものが多い。タイトルの一例を紹介すると「腸いい話」「うつに効く食事」「油で体が変わる」などである。近年，精神疾患と栄養の関連が注目されている。新しい情報を提供することで，自身の食生活を見直すきっかけにしてほしいという思いで取り組んでいる。病状により，意欲低下や億劫感から食事にまで気が回らずカップ麺やおにぎりのみで済ませていたり，ストレスや薬の副作用などで過食傾向になっていたり，こだわりが強いために気に入ったら同じものばかり食べ続けたり，といった特徴を持つ者が散見される。プログラムでは，絵に描いた餅ではなく「これならできる」と行動に移せる提案を心がけている。

⑥

　食生活について相談があった場合，受け持ち利用者以外も看護師が対応している。ダイエットの相談が多くを占めるが，逆にあまり食べられないという場合や，復職後を見据えて忙しい中でどのように偏らない食事を用意するか，といった内容も含まれる。ほとんどの場合，まずは1～2週間食事記録をつけてもらうことからスタートし，それを一緒に見ながら次の一手を考えていく。

⑦

　受け持ち利用者が職場の上司または人事担当者と面談する際，同席することがある。復職が視野に入ってきた段階で，職場側が本人の回復度合いを確かめるために設定されることが多い。本人からの報告の後，毎日ともに過ごしてきたリワーク担当者としての客観的な意見で補うことができる。休職者を抱える職場側の大変さを労いつつ，休職している間のリワークでの取り組みや変化した点などをお伝えすることで，復職への受け入れが円滑に進むような緩衝剤として働くことを

目指している．また，職場側から休職者を受け入れるにあたっての必要な配慮について質問をいただくことも多い．医療的な立場で情報提供することで職場の不安を軽減することも役割の一つである．病状や経過をふまえながら，本人がなかなか言い出せない思いも，さりげなく織り交ぜてお伝えすることができる．

⑧　再度出欠を確認しながら，表情や疲れ具合などをそれとなく観察する．受け持ちユーザー数は平均すると20名前後であるため，その内の何人かとは一日通して全く言葉を交わさなかった，ということもよくある．そういう時，時間があれば終礼後に一言二言たわいのない会話も含めて声をかけている．

⑨　一日の目標や学んだことなどを記載してもらう振り返り用紙を毎日提出してもらい，担当スタッフがコメントをつけて翌日返却するという形式をとっている．言葉を交わせなかった日にはコメントでの交流で補うことができたり，あまり口数が多くない者がこの用紙への記載では雄弁であったりすることもあり，治療者患者関係の形成や維持に役立つことに加えて，多くの情報をもたらしてくれる．コメントを返すときには，その日できたことに本人が注目できるような言葉かけを心がけている．

3．おわりに

　リワークでは，看護師特有の業務はないまま一日が過ぎることも少なくない．しかし，日々の利用者との関わりの中では常に看護師独自の視点でその人を捉えている．身体症状・精神症状を把握することはもちろん，それらがどのように生活に影響しているかをアセスメントする．特に，リワークにおいてはこれまでの生活や働き方のスタイルが病を招いている場合があることをふまえて，今後健やかに職業生活を継続できるための病との付き合い方を共に考えることが求められている．

Ⅴ　院内連携

参考文献

廣田雅美（2011）看護師の役割．（長谷川直実監修）精神科デイケア必携マニュアル―地域の中で生き残れるデイケア．p.161．金剛出版．

秋元典子（2011）看護の約束―命を守り，暮らしを支える．ライフサポート社．

8

ピアサポーター

1. はじめに

　ほっとステーションでは，ピアサポーターが，当院のデイケアや関連グループホームなどで，個性や特技を活かして活躍している。また，ピアサポーターとして働くことを希望する人のために，年1回程度「ピアサポーター養成講座」を実施している。

2. ピアサポーターの業務内容

　ほっとステーションのピアサポーターの業務内容は，デイケアに関するものと，グループホームに関するものに分けられる。デイケアでの業務は，治療プログラムのファシリテーターやプログラム講師の他，歩行困難の方を介助しながらの送迎がある。また，グループホームでの業務は，食事作りを通した入居者との関わり，送迎や入院同行および退院の迎え，グループホームの巡回がある。どの業務も，専門職スタッフとピアサポーターが連携しながら行っているが，デイケアプログラムのファシリテーターやグループホーム関連の業務は，特に細やかな連携が求められる。

3. ピアサポーターになるには

　ピアサポーターとして働くには，ある程度病状が安定していなければならない。また，業務内容によっては，一定水準の知識やコミュニケーション能力が求められるので，「ピアサポーター養成講座」の受講が就労の条件になることもある。そのため，専門職スタッフは，仕事の導入に際してピアサポーター志願者の状態や個性を慎重にアセスメントする。一方で，外部就労に対する意欲が高い時にスムーズに移行できるよう，タイミングを逃さないことも重要である。デイケアスタッフは，日頃からメンバーと接しているので，アセスメントやタイミングの見極めをしやすいといえる。

4. ピアサポーター養成講座

　年1〜2回，対象者が集まった時に不定期で開催している。概要は以下の通りである。

- **対象**：すでに自助グループや作業所，グループホームでピアサポーターとして活動されている人，これから目指す人，自分自身に役立てたい人。
- **頻度**：全10回，10日間（1回1時間），または全12コマ，2日間（10:00〜16:20）。
- **担当スタッフ**：医師，看護師，精神保健福祉士，臨床心理士のうち2名が交替で担当。
- **カリキュラム**：疾患や社会資源の知識，自己の内省，ロールプレイなど。対象者に合わせ，若干の変更を加えながら実施（表1）。

　講座は平成23年から平成29年現在まで6回実施され，受講者の疾患別割合は，物質使用障害を持つ人が6割と半分以上を占める。受講者の中には，講座を続ける自信がなく不安が高まる人もおり，カリキュラムには自分自身の過去と向き合うような内容もあるため，講座の期間中は受講者の変化に注意を払う。しかし，徐々にスタッフと受講者の間に信頼関係ができ，その人の考え方や気分変動がよ

表1　ピアサポーター養成講座カリキュラム例

回数	カリキュラム
1	ピアの持つ力，役割，歴史やガイドラインについての講義，ディスカッション
2	「疾病①」依存症関連，神経症・ストレス障害，気分障害等についての講義
3	「周りの人は私に何を期待しているのか？」ワークシートとディスカッション 自己イメージや，人からどう思われているかについて振り返る。
4	「疾病②」発達障害，統合失調症についての講義 「ピアで働いている方の話①（受講修了者による体験談の発表）」
5	「社会資源のいろいろ」身近な社会資源や，自分なりの支援方法を考える。 「ピアで働いている方の話②（受講修了者による体験談の発表）」
6	「人間関係における思い込み」ワークシートとディスカッション 陥りやすい思い込みに関する講義。また，普段の対人関係について振り返る。
7	「ロールプレイ①動作や声からメッセージをキャッチする」 ピアスタッフ役と相談役になり，交代で「話しにくい」及び「話しやすい」態度のロールプレイ。
8	「支援者のためのメンタルヘルス」 クライエントの自殺について講義。また，ストレスマネジメントについてディスカッション。
9	「ロールプレイ②話を聞くテクニック」 オープン・クローズクエスチョン等技法の講義とロールプレイ。
10	最終課題発表会 課題（例「心に残っている仲間の言葉や関わりは？」）について発表していただく。

り分かるようになると，スタッフと受講者間，または受講者同士で活発な交流が可能になる。結果として，実際にピアサポーターとして稼働をしたあと，専門職スタッフがフォローをしやすく，かつ受講者同士のつながりもできることで，仲間がいる安心感につながるようである。受講後は，約4割の人がほっとステーションで，約2割の人がダルクやマックなど外部の回復支援施設でピアサポーターとして活躍している（図1）。講座終了後，全員がピアサポーターになるわけではないが，参加するだけでも自身の内面について気付きを得たり，新たな知識が増えるなど利点も多いと考えられる。残念ながら受講を中断する人もいるが，そのような場合でも，次の就労支援につながるよう働きかけている。

V 院内連携

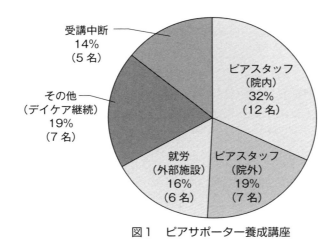

図1 ピアサポーター養成講座

5．ピアサポーターとの連携の例

1）デイケアプログラムのファシリテーター

プログラム名：「午後4時のつどい」
対象：アルコール，薬物，ギャンブル等のアディクションを抱える人
担当スタッフ：ピアスタッフ1～2名，専門職スタッフ1名
内容：週1回実施。ピアサポーターが司会をし，1週間の振り返りやフリートークを行う

　このプログラムは，自分の思いを話せる場が欲しいというアディクションを抱えるメンバーの要望によりできた。そのため，自由に話せる雰囲気作りが重要だが，専門職スタッフが主導的に参加すると，治療的印象が強まって失敗談などを話しにくくなりがちである。しかし，同じ経験をしてきたピアサポーターが司会をすると気軽に話しやすくなるため，普段は言えないことを話してくれる人もいる。そのため，ピアサポーターにとっては役割を持つ事が治療的に働き，一緒に参加する専門職スタッフにとってもメンバーの新たな一面を知る良い機会とな

る。一方で，ピアサポーターにとってはプレッシャーも大きいので，良い関わりができたことなどを専門職スタッフからフィードバックし，やりにくい所があれば一緒に改善策を考えている。

2）グループホーム入居者のケア会議

　当院では，関連グループホームの一部の入居者について，ケア会議を定期的に月1回程度行なっており，本人や専門職スタッフの他，グループホームの業務を担当しているピアサポーターも参加する。なぜなら，ピアサポーターは，休日の巡回や送迎を通じて入居者との関わりが深く，入居者と専門職スタッフをつなぐ重要な役割を担っているからである。

　ケア会議では，専門職スタッフが情報提供をする一方で，ピアサポーターがデイケア以外での入居者の様子を教えてくれるほか，当事者の視点からリスクを指摘して，支援方針を立てるために重要な情報を提供してくれる。また，入居者が専門職スタッフに対して遠慮している場合は，ピアサポーターが発言を促してくれることもある。専門職スタッフは，日常的にピアサポーターと情報交換をしているが，ケア会議の場で顔を合わせることで改めて治療上の役割が明確になり，より連携をとりやすくなるといえる。

3）グループホームの食事会

　当院の関連グループホームの一つでは，週1回食事会を実施している。食事会はグループホームの共同スペースで行われ，入居者と専門職スタッフが一緒に夕食をとる。ピアサポーターは，食事の準備や片付けを通じ入居者とコミュニケーションをはかる。

　食事会では，面談やケア会議とは異なった入居者の一面がみられる。食事の準備中に率先して食器を運ぶ姿などがみられ，専門職スタッフとピアサポーターはそのような自主的行動を促進するように働きかける。また，ピアサポーターが仕事をする姿が入居者のはげみになるよう，専門職スタッフはその活躍を後押しするためにあえて出過ぎないようにしている。

おわりに

　ある診療所が地域の中でさまざまな臨床行為を展開してゆく場合に，個々の医療機関内外でのスタッフ間の連携なしには，それを実践することも論じることもできない。

　たとえ，いかほどに優れた治療スタッフであっても，単独の名人芸や特殊技能だけで，個性に富んださまざまな事例に適切な改善や回復をもたらすことは困難ではないか，というのがわれわれの所感である。

　逆にいえば，ひとりひとりが特別な能力に恵まれていなくても，誠意と熱意をもったスタッフが数多く寄り合えば，1＋1＋1＝3ではなく，その成果は6にも10にもなりうるのではないだろうか。

　本書に記載されていることは，当然ながら我々の診療所で実践してきた臨床経験に基づいて書かれたものなので，学術的な観点からみると，泥臭い側面が多々あって，もしかすると，再現性や実証性には乏しいものかもしれない。

　しかし，われわれの，この地を這うかのような日々の取り組みについては，むしろ誇りすらに思っていることを強調したいと思う。

　というのは，われわれの医療機関での実践においては，いわゆるエビデンスがあるとされる教科書的な知見を個々の事例に機械的に適用させてゆくような既存の治療だけでは活路が見いだせないことが多いことを知っているからである。

　これからの精神医療に関わってゆく現場のスタッフたちが，何か新しいアプローチやシステムに遭遇するとき，これはエビデンスがあるのだろうか？　というような発想を持つような人間でなく，事例とそれを取り巻く状況をしっかり見

据えながら適切な関与を緻密に検討し，ときには多少のリスクを背負うことも厭わない臨床家であることを願っている。

　そんな実践家が一人でも多く誕生する上で本書が一助になれば幸いである。

医療法人社団ほっとステーション理事長 精神科医師　山田秀世

〈編著者略歴〉

長谷川　直実（Ⅰ-1, Ⅱ-3, Ⅱ-4）
（はせがわ　なおみ）

【所属】医療法人ほっとステーション　大通公園メンタルクリニック　院長

【略歴】平成元年　弘前大学医学部卒　在学中に矯正医官修学生
　　　　同年　　八王子医療刑務所　拝命
　　　　　　　　東京都立松沢病院　研修医
　　　研修期間終了後，医療刑務所と松沢病院を平成9年4月まで兼務
　　　平成9年から民間精神病院勤務を経て，平成11年から現職
　　　平成15年から平成31年3月まで月形刑務所精神科嘱託医

　　　平成17年より「北海道で更生と再犯防止を考える会」を主催
　　　奇数月に開催し，令和元年9月で第84回の開催を迎える

　　　現在，北海道内の矯正施設にてほっとステーションスタッフとともに定期的にプログラムを実施

【専門分野】精神科リハビリテーション，嗜癖関連，司法精神医学

〈執筆者一覧〉(五十音順)

笠井　利佳（Ⅲ-1, Ⅲ-2, Ⅲ-3）
　　　　医療社団法人ほっとステーション　大通公園メンタルクリニック　精神保健福祉士

金丸　真弓（Ⅱ-5）
　　　　医療社団法人ほっとステーション　大通公園メンタルクリニック　精神保健福祉士

工藤　綾乃（Ⅴ-8）
　　　　医療法人社団ほっとステーション　大通公園メンタルクリニック　臨床心理士

小林　美穂子（Ⅴ-2）
　　　　医療法人社団ほっとステーション　大通公園リワークオフィス　臨床心理士

佐々木　渉（Ⅱ-2）
　　　　医療社団法人ほっとステーション　大通公園メンタルクリニック　精神保健福祉士

清水目　弘恵（Ⅴ-6）
　　　　医療法人社団ほっとステーション　大通公園メンタルクリニック　精神保健福祉士

高澤　祐介（Ⅴ-1）
　　　　医療法人社団ほっとステーション　大通公園リワークオフィス　精神保健福祉士

田原　和代（Ⅳ-3, Ⅴ-4）
　　　　医療法人社団ほっとステーション　大通公園メンタルクリニック　看護師

土岐　完（Ⅱ-1）
　　　　医療社団法人ほっとステーション　大通公園メンタルクリニック　医師

布　あずみ（Ⅴ-7）
　　　　医療法人社団ほっとステーション　大通公園リワークオフィス　看護師

廣瀬　雄一（Ⅳ-2）
　　　　大阪大学大学院人間科学研究科／元・医療法人社団ほっとステーション
　　　　大通公園リワークオフィス　臨床心理士

堀田　茂（Ⅴ-5）
　　　　医療法人社団ほっとステーション　大通公園メンタルクリニック　精神保健福祉士

村山　ひとみ（Ⅰ-2）
　　　　医療社団法人ほっとステーション　大通公園メンタルクリニック　看護師

薮谷　巌（Ⅴ-3）
　　　　医療法人社団ほっとステーション　大通公園メンタルクリニック　臨床心理士

山口　ひより（Ⅳ-1）
　　　　医療社団法人ほっとステーション　大通公園メンタルクリニック　精神保健福祉士

山田　秀世（おわりに）
　　　　医療法人社団ほっとステーション　大通公園メンタルクリニック　理事長

山本　泰雄（Ⅱ-5）
　　　　医療社団法人ほっとステーション　大通公園メンタルクリニック　精神保健福祉士

メンタルヘルスにおける
地域生活支援の手引き
医療機関から手を伸ばしたつながり方

2019 年 10 月 1 日　印刷
2019 年 10 月 10 日　発行

編著者　長谷川　直実
発行者　立石　正信
印刷・製本　太平印刷
装丁　本間公俊

株式会社　金剛出版
〒 112-0005　東京都文京区水道 1-5-16
　　　　　　電話 03（3815）6661（代）
　　　　　　FAX03（3818）6848

ISBN978-4-7724-1726-6　C3011　　　　　Printed in Japan ©2019

[JCOPY]〈(社) 出版者著作権管理機構 委託出版物〉
本書の無断複製は著作権法上での例外を除き禁じられています。複製される場合は，そのつど事前に，出版者著作権管理機構（電話03-5244-5088, FAX 03-5244-5089, e-mail: info@jcopy.or.jp）の許諾を得てください。

多機能型精神科診療所による地域づくり
チームアプローチによる包括的ケアシステム

［編著］＝窪田彰

●A5判　●並製　●288頁　●定価 **2,700**円＋税
● ISBN978-4-7724-1462-3 C3047

多機能型精神科地域ケアは
まだまだ発展途上にある。
日本に合ったシステム作りには何が必要なのか？
現状を解説する。

地域における
多機能型精神科診療所実践マニュアル
乳幼児から成人までの地域包括ケアシステムを目指して

［著］＝大嶋正浩

●B5判　●並製　●202頁　●定価 **3,200**円＋税
● ISBN978-4-7724-1535-4 C3047

患者（利用者）にとって必要なこととは何か
という視点に立って活動を進めてきた結果
成立した多機能型精神科診療所の軌跡を紹介。

地域で暮らそう！
精神障害者の地域移行支援・地域定着支援・自立生活援助導入ガイド

［著］＝岩上洋一＋一般社団法人 全国地域で暮らそうネットワーク

●B5判　●並製　●148頁　●定価 **2,200**円＋税
● ISBN978-4-7724-1653-5 C3036

新サービス「自立生活援助」に対応。
「精神障害にも対応した地域包括ケアシステム」を見据えた、
明日から使えるサービス導入ガイド。